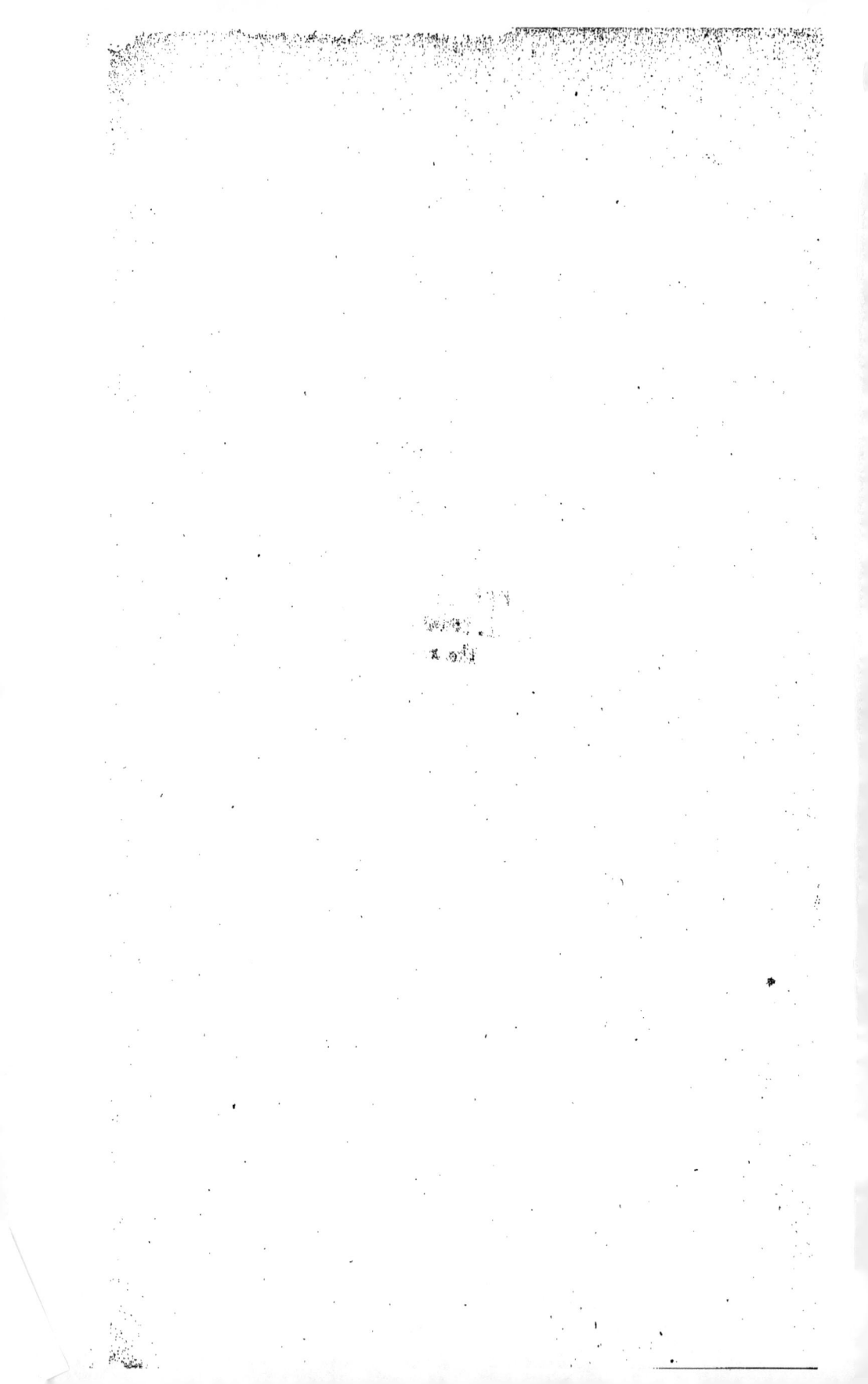

MÉLANGES DE MÉDECINE

ou

CHOIX D'OBSERVATIONS

RECUEILLIES A L'HOPITAL DE MONTLUEL (AIN),

PENDANT LES ANNÉES 1830 ET 1831.

✳

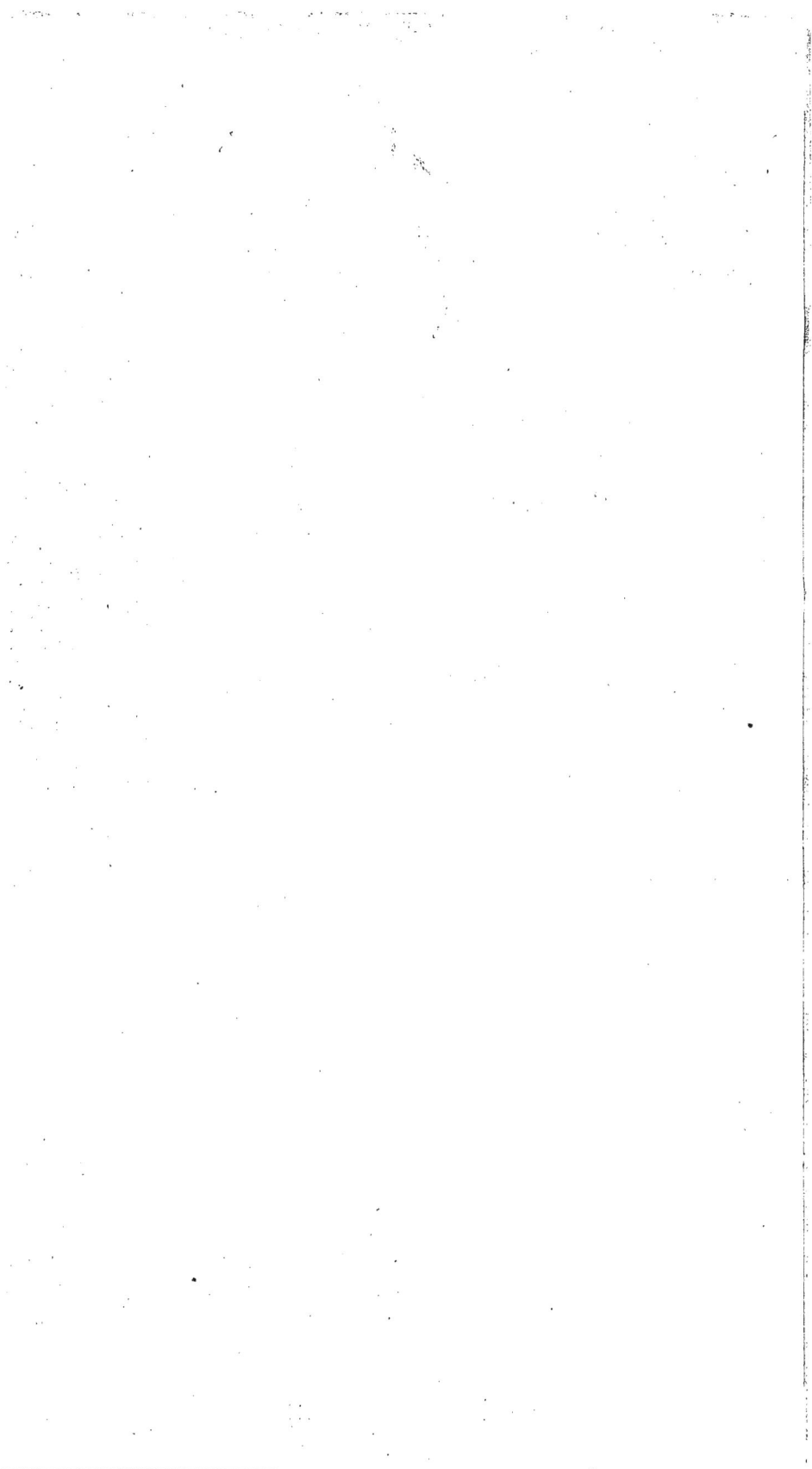

MÉLANGES

DE MÉDECINE,

OU

CHOIX D'OBSERVATIONS

RECUEILLIES A L'HOPITAL DE MONTLUEL (AIN),

Pendant les Années 1830 et 1831,

PAR

J. A. C. OLIVIER,

MÉDECIN DE L'ÉTABLISSEMENT,
MEMBRE CORRESPONDANT DE LA SOCIÉTÉ DE MÉDECINE DE LYON,
DE LA SOCIÉTÉ DE MÉDECINE-PRATIQUE DE PARIS, ETC.

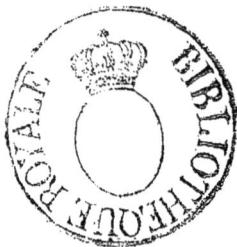

Ars medica in observationibus.

LYON.

IMPRIMERIE DE LOUIS PERRIN,
GRANDE RUE MERCIÈRE, N. 49.

1832.

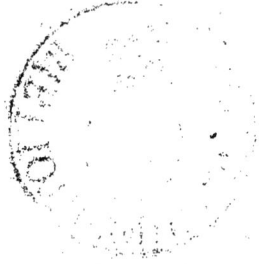

Préface.

✻

Ce fut l'observation qui donna le jour à la médecine.

Cette science, la première de toutes, qui élève, pour ainsi dire, l'homme qui la possède, au rang de la divinité, après tant de siècles serait encore à son berceau, l'enfant du hasard et le fruit de la superstition, si les hommes qui se dévouèrent au soulagement de leurs semblables, n'eussent mis en pratique cette sentence pleine de vérité et de sagesse : *Ars medica tota in observationibus.*

Oui, de même qu'en chirurgie tout n'est que pratique, de même en médecine tout n'est qu'observation.

Ce fut en effet par ce dernier moyen, ce fut en comparant leurs faits et leurs résultats, que les premiers hommes qui comprirent le cri de la douleur et y furent sensibles, purent par l'observation et le raisonnement reconnaître que pour telle souffrance, telle substance avait la propriété de l'alléger ou do la détruire, que pour telle autre, il fallait recourir à d'autres moyens.

Ce fut ainsi, par ce désir ardent que l'homme éprouva de soulager son frère, que la médecine vit le jour, qu'elle devint un art, une science presque universelle. Lorsqu'une fois les bases du grand édifice eurent été posées, l'observation réunit les matériaux, et le temps se chargea de la construction.

Ce fut donc dans le cœur humain que se trouva le berceau de la médecine ; la sensibilité l'y plaça, la crainte de la douleur l'y conserva, et plus tard cet amour pour le bien-être et le désir toujours avide de découvrir firent prendre à la médecine, cette mère des sciences et des arts, un essor rapide que les siècles en passant ne peuvent qu'accélérer ; mais cependant dans leur cours ils ne donneront jamais à l'esprit humain le pouvoir d'épuiser cette vaste mine et d'approfondir cette grande science : les rameaux et les racines en sont trop étendus ; c'est un immense labyrinthe où l'homme (dont l'existence est insuffisante pour lui en faire parcourir tous les sentiers) se trouve abandonné, livré à sa prudence et à son raisonnement.

Les premiers hommes qui s'adonnèrent à l'art de guérir, furent donc amenés par l'observation à réunir, classer leurs faits d'après les signes, les symptômes qui se présentaient à eux. Un esprit plus attentif découvrit par la suite des changements, des modifications, ou plutôt remarqua de nouveaux phénomènes morbides qui entraînèrent nécessairement à la recherche des moyens propres à les combattre; et l'art de guérir par les résultats de l'observation marcha de découvertes en découvertes, et fut bientôt une grande science, un vaste champ ouvert au génie de l'homme.

Des noms célèbres ont illustré la médecine dans son enfance; d'âge en âge, de nouveaux talents par de nouveaux progrès sont venus agrandir le domaine de la science et en reculer les bornes.

Ce fut au temps du grand Hippocrate que la médecine commença à devenir une science: c'est lui qui, par ses nombreux et précieux ouvrages, en a posé les bases.

Au quinzième, seizième et dix-septième siècle, des hommes célèbres léguèrent leurs noms à la postérité. Au dix-huitième, apparurent Haller et Morgagni, tous les deux hommes de génie qui, par leurs travaux, leurs savantes et minutieuses recherches sur les lésions organiques et les fonctions vitales, posèrent les bases de la physiologie et de la pathologie.

Enfin, par la grande impulsion que le dix-neuvième siècle donna aux sciences et aux arts en général, la médecine, comme favorisée, sembla marcher d'un pas rapide vers ce point où de nos jours elle est arrivée, sans que nous puissions croire que par la suite elle parvienne bien au delà.

L'école française d'anatomie semble l'avoir portée au dernier degré. Que de choses inconnues avant l'étude de cette branche importante!... et surtout avant celle de l'anatomie pathologique. C'est depuis cette époque, véritablement, que la médecine semble avoir éprouvé une révolution. Quel jour jeté sur les maladies!....

Aujourd'hui la connaissance des lésions organiques a éclairé la symptomatologie des affections morbides, et simplifié leur traitement.

Les Bichat, les Richerand, les Cabanis, les Pinel, les Broussais, les Laënnec, sont des noms à jamais célèbres en médecine.

Bichat, auquel notre département est fier d'avoir donné le jour, comme l'éclair du génie, n'a fait que paraître et disparaître. Enlevé à la fleur de

l'âge, ses immortels ouvrages, ses savantes expériences, l'ont placé au premier rang des
hommes qui ont illustré la carrière de la médecine.

Richerand son compatriote (que la science se
fait gloire de posséder encore), le premier, a posé
les bases de la physiologie ; c'est lui qui le premier a fait connaître à fond la science des phénomènes de la vie.

Le nom du philosophe Cabanis rappelle de
glorieux souvenirs. Pinet, dont tous les médecins
possèdent les ouvrages, a posé les bases de la
médecine physiologique, que le génie de Broussais
est venu créer quelques années plus tard.

Enfin, le diagnostic des maladies de poitrine,
si obscur avant la précieuse découverte que fit
quelques années avant sa mort le profond Laënnec,
aujourd'hui repose sur des bases plus solides : il
semble maintenant que le cachet de la vérité soit
empreint sur ce diagnostic, que le stéthoscope a
rendu si clair dans les lésions organiques des
cavités thorachiques.

La médecine de nos jours n'est donc plus une
science de conjectures ; mais elle sera toujours,
comme l'a dit l'illustre Baglivi, la fille du temps,
et non du génie.

Ars medica tota in observationibus, ai-je dit plus haut.

C'est en effet dans les ouvrages de clinique, dans les recueils d'observations, que la médecine peut puiser des matériaux.

Celui que j'offre aujourd'hui est le fruit de ma pratique à l'hôpital de Montluel (Ain), auquel je suis attaché. C'est un choix de tout ce qui s'est offert à moi d'intéressant dans ma clientelle, soit à la ville, soit à la campagne.

Les observations que je publie aujourd'hui, ont été recueillies en 1830, et 1831.

Je continuerai de le faire pour celles qui s'offriront à moi. Envieux, autant pour mon instruction que dans l'intérêt de la science, de recueillir et de mettre au jour ce que j'aurai pu trouver de remarquable, il me sera toujours agréable d'en faire tourner le résultat au profit de l'intérêt général. Heureux si je puis parvenir à atteindre le but que je me suis proposé, et, pour récompense de mes veilles, mériter l'estime de mes concitoyens, la plus belle à mes yeux que l'homme puisse envier !

Mélanges de Médecine,

OU

CHOIX D'OBSERVATIONS

RECUEILLIES A L'HOPITAL DE MONTLUEL (AIN),

PENDANT LES ANNÉES 1830 et 1831.

✳

PREMIÈRE OBSERVATION.

ABCÈS PHLEGMONEUX DE LA JOUE DROITE; FIÈVRE
MUQUEUSE GASTRO-ATAXIQUE, SUIVIE DE MANIE.

M. B***, de Montluel, réclama mes soins au mois de septembre 1830.

Cet homme, âgé de soixante ans, d'une forte constitution, d'un tempérament sanguin, n'avait jamais été malade.

Connu par son caractère original et son esprit d'opposition; ses discours quelquefois peu suivis, et sa promptitude à passer d'une idée à une autre, annonçaient en lui une grande mobilité.

Vivement affecté des événements de juillet, et en ayant ressenti une grande secousse, M. B*** redoutait dans une nouvelle révolution la perte de ses biens. A la vue du drapeau tricolore placé sur la fontaine en face de chez lui, ses craintes redoublèrent; son inquiétude, enfin, fut portée à l'extrême, lorsqu'il entendit quelques enfants qui, pour s'amuser, lui criaient : A bas B*** ! à bas B*** !

Plus tard, je sus qu'il avait reçu quelques coups sur la tête.

Lors de ma première visite (seconde quinzaine de septembre), il était déja malade depuis quelques jours, et n'avait voulu d'autres soins que ceux de sa femme; je le trouvai dans l'état suivant : tuméfaction générale du cuir chevelu, de la face et des téguments du côté droit, rougeur de la tumeur (des pulsations s'y fesaient sentir); conjonctives injectées, agrypnie depuis huit jours, céphalalgie violente, pouls dur et précipité; langue sèche sans rougeur, mais couverte d'une couenne noirâtre et très épaisse; l'estomac et le ventre ne sont point douloureux à la pression; constipation. (Vingt-quatre sangsues sont appliquées à deux reprises sur la tumeur; le malade prend un mélange de manne et d'huile de ricin ââ ℥ j; il est mis à l'usage du bouillon aux herbes; des cataplasmes de farine de lin sont appliqués sur la tumeur.)

Ce traitement amène un soulagement marqué : cinq à six selles jaunâtres et très abondantes ont eu lieu; le pouls a perdu de sa dureté et de sa fréquence; réapparition du sommeil, cessation de la céphalalgie; le gonflement a disparu aux trois quarts, il s'est borné à une tumeur de la largeur d'une pièce de six francs, située aux environs de l'oreille, entre l'apophyse zigomatique et le condyle de la mâchoire, se propageant un peu derrière le lobule de l'oreille; les pulsations ne se font plus sentir dans cette tumeur, qui est rouge et très dure. (Même cataplasme; orge avec miel, crème de ris.) Le malade se félicite de son bienêtre; il retrouve un peu de gaité et de babil; il me fait l'éloge de sa femme.

Huit jours se passent sans autre phénomène particulier qu'un paroxysme, qui se déclare le soir et dure jusqu'au matin. Le malade pendant la nuit est un peu plus fatigué; la peau est plus sèche, plus brûlante. Du reste, la tumeur est toujours dure, sans fluctuation. (Cataplasme de pulpe d'ognon de lis, dans laquelle on incorpore un peu d'onguent basilicon; même tisane.)

Cependant les soirs les paroxysmes augmentent, la fièvre devient plus forte, le malade tombe dans un délire tranquille, des sueurs abondantes se déclarent, les jambes s'œdématisent, M. B*** est triste et abattu, et fait répéter chaque fois qu'on lui adresse la parole; il est inquiet sur son état. (Même traitement). Une application de sangsues sur l'estomac est refusée.

La maladie, bientôt, fait des progrès rapides: les paroxysmes la nuit sont plus violents; le délire est furieux, des hommes sont appelés pour contenir le malade dans son lit; la fièvre est forte, l'œdématie générale, la langue sèche, ainsi que la peau, qui est jaunâtre; la face est abattue, pâle,

les traits étirés. Je porte pour prognostic : fièvre
de suppuration qui commence à être résorbée,
abcès sous-aponévrotique entre la branche de la
mâchoire inférieure et les fibres charnues du
muscle masseter. La tumeur, quand on la presse,
offre de l'empâtement; ce qui me confirme encore
dans mon opinion. Dès lors, je n'hésite plus à en
faire l'ouverture. Par les pressions que j'exerçais
sur la tumeur pour choisir le lieu d'élection, je
m'aperçus que le foyer purulent venait de se faire
jour au travers du conduit auditif. Un pus épais,
jaunâtre, s'en écoulait. J'y fis quelques injections
avec l'eau de guimauve, et crus convenable pour
le moment de renoncer à l'ouverture.

Pendant deux ou trois jours, l'état du malade
resta le même. Coma profond, surdité, adynamie
générale, fièvre continuelle avec redoublement
pendant la nuit, diarrhée abondante (que le malade
fait sous lui sans s'en apercevoir; il faut plusieurs
personnes pour le changer de lit); le ventre est sou-
ple, non douloureux, l'estomac non plus; il y a difficulté à avaler, besoin de cracher, et expulsion de
mucosités glaireuses qui amènent une grande
dyspnée; l'intérieur de la bouche est garni d'a-
phtes. Augmentation des symptômes pendant deux
jours. Le malade est moribond, il ne peut plus
avaler, la plus petite goutte l'étouffe en lui fesant rendre avec difficulté beaucoup de glaires;
délire.

La suppuration s'échappant avec peine de l'oreille, je pratique une contre-ouverture pour faciliter l'écoulement du pus. Je suis obligé de porter très profondément le bistouri pour pouvoir arriver au foyer. Du pus, encore disséminé dans les lames du tissu cellulaire, sort lorsqu'on presse les téguments; avec lui s'écoule un sang séreux. (Pour toute boisson, j'ordonne la limonade gazeuse; et deux vésicatoires sont appliqués aux jambes.)

Dans la nuit, par enchantement, le malade, auquel, en lui serrant le nez, on a pu faire avaler quelque peu de limonade, expectore une grande écuelle de glaires; on eût dit de l'albumine d'œuf. Il demande à aller à la selle, se soulève tout seul, se trouve, en un mot, dans un état sensible d'amélioration ; il boit, répond à tout ce qu'on lui demande. Les facultés intellectuelles sont intactes, mais peu à peu elles disparaissent. Une idée tourmente M. B*** : c'est mon mémoire qu'il veut à toute force que je lui apporte; c'est sa femme qui doit me payer; il me demande sans cesse combien elle m'a donné. Il veut M. le Curé, blasphême, s'emporte contre ceux qui l'entourent, fait des invocations au soleil, chante, et le calme se rétablit.

Dans un autre accès, la manie devient furieuse; je l'attache dans son lit. Il ne veut point de remèdes, il n'est point malade, refuse les boissons, ou souffle dessus pour les faire rejaillir aux yeux des assistants; il arrache les cataplasmes qu'on lui applique sur la joue malade; on se moque de lui,

on veut lui enlever toute l'humeur radicale de l'o-
reille. L'idée de son bien, qu'il a donné à sa femme,
lui arrive; il l'accuse de désirer sa mort. Il parle
sans cesse de sa maison à Lyon, de sa terre ici,
de sa vigne, etc. Maintenant qu'il est pauvre , on
veut l'assassiner, le faire mourir; il est furieux de
se voir attaché.

Chaque jour les accès paraissent avec plus de
fureur, chaque jour de nouvelles idées l'assiégent.
Il me défend de remettre les pieds chez lui ; je
suis d'accord avec sa femme pour le faire mourir ;
j'ai glissé du poison dans ses médicaments; il veut
qu'on aille chercher le juge de paix; il ne veut
plus de moi; il n'a besoin que de soupe et de bon
vin ; des mains de sa femme et des miennes il refuse tout; il veut que ses soupes et ses tisanes
soient faites chez une voisine qui se trouve auprès
de lui. (Eau vinaigrée sur la tête; les pieds sont
enveloppés dans des cataplasmes de farine de lin
et de moutarde.) Un second foyer purulent s'est
développé derrière l'oreille; j'en fais l'ouverture.
Quelques jours se passent avec diminution des paroxysmes; on le laisse libre; il mange avec appétit; mais l'absence est toujours grande.

Comme ma présence avait irrité le malade, j'é-
tais resté, ainsi que sa femme, plusieurs jours sans
le voir. Il ne tarda point à nous faire demander ;
ses paroles étaient plus suivies; il me fit des ex-
cuses sur sa conduite antérieure, et tout-à-coup
se mit à me débiter une tirade de Virgile sans

qu'on pût lui imposer silence. (Calomélas, dix grains dans une tasse de bouillon aux herbes; on fait sé- cher les vésicatoires, qui ont fourni une abondante suppuration pendant toute leur durée.) Plusieurs fois, à des intervalles peu éloignés, M. B*** prit de légers laxatifs, qui chaque fois produisirent de petites évacuations alvines glaireuses, et aujour- d'hui (fin de novembre) il est en parfaite santé.

Réflexions. — Si nous jetons rapidement un coup d'œil sur les principaux phénomènes de cette maladie, nous y verrons au moment de ma pre- mière visite : 1° un vaste abcès sous-aponévrotique de la joue droite, dont l'ouverture, faite beaucoup plus tôt, aurait pu arrêter plus promptement la marche de la maladie; mais l'espérance de voir toujours apparaître la fluctuation que j'attendais pour faire éprouver moins de douleur au malade pendant l'incision, fut la cause de mon retard, qui amena la fièvre de suppuration que nous vîmes bien- tôt survenir. 2° Les phénomènes de la suractivité circulatoire se manifestant, l'irritation qui avait son siége primitif dans le tube digestif (malgré l'absence de la douleur par la pression sur la ré- gion épigastrique), s'irradia au cerveau et à ses membranes, et s'accrut dans cet organe et ses dépendances; ce que l'application des sangsues sur l'estomac aurait pu arrêter.

A la fièvre de résorption s'en est donc jointe une muqueuse, comme le prouvent les symptômes qui suivent : enduit noirâtre, humide, épais de la

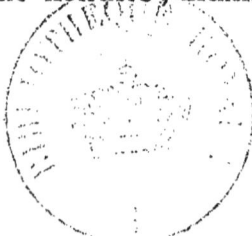

2

langue; les aphtes, les vomissements glaireux, la diarrhée, etc., sécrétions qui sont la preuve incontestable d'une irritation gastro intestinale, irritation qui après quelques jours s'étend sympathiquement au cerveau, envahit à un haut degré cet organe et ses dépendances, amène l'assoupissement, l'abattement, puis le délire, et constitue alors cette variété de la fièvre ataxique que les auteurs ont appelée muqueuse gastro-ataxique, variété d'autant plus grave qu'au milieu des symptômes cérébraux et de ceux, peu prononcés, de la gastro-entérite, le médecin ne peut recourir ni aux abondantes évacuations sanguines, ni aux dérivatifs énergiques.

Dans cette observation, comme l'irritation gastro-intestinale, déja peu prononcée au début de la maladie, s'était plus tard, pour ainsi dire, retirée de la cavité abdominale, pour se concentrer sur l'encéphale, je me déterminai à recourir aux laxatifs, qui, en produisant une dérivation lente et presque insensible sur les intestins, me firent triompher de cette complication qui, parvenue au plus haut degré, constitue une des maladies les plus funestes à l'espèce humaine, et contre laquelle la médecine se montre trop souvent impuissante.

DEUXIÈME OBSERVATION.

HYDROPISIE ASCITE

Guérie par l'ammoniaque liquide.

La nommée Claudine Cartier, âgée de cin-
quante-trois ans, habitant une maison fort humide,
éprouva, au mois d'octobre dernier (1830), une
augmentation sensible dans le volume de son ventre; ses urines en même temps se supprimèrent;
la respiration chaque jour devint plus difficile,
et la malade peu à peu perdit son embonpoint.

Je fus appelé auprès d'elle dans le milieu de
novembre; l'ascite, qui avait fait des progrès rapides, avait acquis un volume énorme; la percussion fesait parfaitement reconnaître l'effet du
liquide, le ventre était balloné; la peau, très lisse
et, pour ainsi dire, transparente, présentait dans
quelques endroits des bosselures en forme d'é-
toiles, qui menaçaient de se rompre; la peau était
sèche, le pouls petit et précipité, la langue sèche; il y avait de la soif; les selles et les urines
étaient rares. (Frictions matin et soir sur le ventre
avec la teinture scillitique, eau de graine de lin
avec 3 j de nitrate de potasse par pinte de liquide).

Ce traitement fut continué pendant quinze jours
sans aucune amélioration; les urines cependant
s'étaient montrées un peu plus abondantes. (Dès
lors, j'eus recours au petit-lait nitré, avec addi-

tion d'un $\frac{1}{2}$ 3 de crême de tartre soluble ; deux
vésicatoires furent appliqués aux cuisses; matin et
soir une cuillerée à bouche de sirop de quinquina;
frictions sur les bras et les jambes avec une décoction de plantes aromatiques, et addition d'une
Q. S. d'ammoniaque liquide.)Des selles abondantes
eurent lieu; mais les urines, loin d'augmenter,
semblaient s'être arrêtées, le ventre conservait
toujours son volume, j'étais sur le point de recourir à la paracentèse. (Même traitement; toujours
les frictions sur les bras, et celles de teinture de
scille sur le ventre.)

Sur la fin de décembre, je fais envelopper les
pieds et les jambes avec du coton; le tout est
recouvert de toile cirée; je donne pour boisson
l'eau de genièvre avec la racine de persil, et 3ij
d'acétate d'ammoniaque par pinte de liquide; deux
nouveaux vésicatoires aux cuisses.

A l'aide de ces moyens, une transpiration assez
abondante s'établit aux pieds; la malade fait usage
de la tisane pendant une quinzaine; durant cet
intervalle deux purgations sont données, et la
malade prend toujours, le matin et le soir, tantôt
une cuillerée à bouche de sirop de quina, tantôt
une cuillerée à café de teinture de gentiane.

Le ventre, dès ce moment, perdit de son volume, les urines reprirent leur cours en grande
quantité, le pouls se releva un peu, et la malade
fut rétablie sur la fin de janvier.

Réflexions. — Je ne puis attribuer ici la gué-

rison de cette hydropisie seulement à la transpiration des pieds produite par l'application du coton
aux jambes; il y est certainement bien pour quelque chose, mais l'honneur en est revendiqué par
l'acétate d'ammoniaque, qui aussitôt après son administration, amena une abondante sécrétion
d'urine.

TROISIÈME OBSERVATION.

PLEURO-PNEUMONIE PARTIELLE.

Le 4 janvier 1830, Catherine Carre, âgée de
trente-six ans, d'une forte constitution, entra
dans notre hôpital. Le 5, à ma visite, elle me
dit que depuis cinq à six jours elle était indis-
posée, que la nuit précédente elle avait ressenti
quelques frissons qui avaient été suivis d'une
chaleur assez forte. La respiration était gênée;
une toux sèche et fréquente s'effectuait avec
peine et sans expectoration; le pouls était dur,
les pommettes colorées, la langue sèche et couverte d'un enduit noirâtre; la malade depuis plusieurs jours n'était point allée à la selle; elle se
plaignait d'une violente céphalalgie. La percussion donne un son mat en devant, du côté droit,
au dessous et au dessus de la clavicule; en ar-
rière, dans la fosse sus-épinière. L'auscultation
fait entendre dans ces parties un râle crépitant
avec mélange de bruit d'expansion pulmonaire.

Ailleurs la respiration est naturelle. Inflammation au premier degré du sommet du poumon
droit. (Large saignée : tisane de bourrache violette, un lavement avec eau de mauve et huile
de ricin $\frac{1}{2}$ $\mathfrak{z}$, looch pour la nuit avec oxymel
scillitique $\frac{1}{2}$ $\mathfrak{z}$).

Le 6, dyspnée extrême, expectoration de
crachats noirâtres, absence complète de murmure inspiratoire ; les mêmes parties déja per-
cutées donnent un son beaucoup plus mat ; la
fièvre est forte. La malade a été à la selle. (Deux
saignées sont faites dans la journée, l'une le matin, l'autre le soir ; de plus quinze sangsues sont
appliquées entre le sein et la clavicule du côté
droit ; deux vésicatoires aux cuisses ; des synapismes sont promenés sur les extrémités inférieures ; même tisane, un second looch.)

Le 7, mieux sensible : la dyspnée est beaucoup moins grande ; l'expectoration, qui a eu lieu
avec beaucoup plus de facilité, ne donne plus
que des crachats légèrement rouillés et jaunâtres.
(Même traitement.)

Le 8, la poitrine redevient sonore, on entend
de nouveau le râle crépitant, le bruit d'expansion pulmonaire l'emporte, la respiration a lieu
presque sans difficulté, ainsi que l'expectoration ;
les crachats passent des caractères de la pneumonie à ceux du catarrhe.

Le 9, 10 et 11, amélioration sensible : disparition complète du râle crépitant ; la respi-

ration s'entend partout; grande sonorité de la poitrine; retour du pouls à son état normal.

Le 16, la malade sort de l'hôpital en parfaite santé.

Réflexions. — Ce qu'il y a de remarquable dans cette observation, c'est la promptitude avec laquelle la phlegmasie pulmonaire s'est déclarée, et a passé du premier degré (engoûment) au troisième (hépatisation grise); les crachats (jus de pruneaux) annonçaient que la maladie était arrivée à sa dernière période.

La percussion et l'auscultation nous ont fait reconnaître une inflammation du lobe supérieur du poumon droit; ce qui peut nous expliquer ce passage brusque de la maladie à l'état le plus grave.

M. Andral, dans sa Clinique, a déja par plusieurs exemples éveillé l'attention des médecins observateurs sur la gravité de l'inflammation des lobes supérieurs des poumons. Quelques exemples me portent à partager son opinion.

QUATRIÈME OBSERVATION.

PÉRICARDITE AIGUË, SUITE D'UN RHUMATISME ARTICULAIRE AIGU.

Guérison par la moutarde.

Mademoiselle Hachet, âgée de vingt-deux ans, d'une stature élevée, d'une santé délicate, do-

mestique à Vienne, était venue à Montluel passer
quelques jours auprès de ses parents. Sans savoir
à quoi l'attribuer, elle se trouva tout-à-coup
dans l'impossibilité de se servir de la main droite.
Le poignet, devenu très douloureux, s'était con-
sidérablement tuméfié ; les articulations métacar-
piennes se ressentaient aussi de la phlegmasie
rhumatismale. (Douze sangsues furent appliquées
autour du poignet, qui fut ensuite recouvert d'un
morceau de flanelle, et la malade fut mise au
petit-lait nitré et à une diète rigoureuse.)

Le lendemain, une légère amélioration se remarquait dans l'articulation radio - carpienne,
mais le genou du même côté s'engorgea. (J'eus dès
lors recours à la saignée, et en outre dix sangsues
furent aussi appliquées au genou.) Aucune complication, du reste, n'existait chez la fille Hachet,
si ce n'est un peu de chaleur et de sécheresse à
la peau, avec un léger mouvement fébrile qui se
déclarait sur le soir.

Elle me manifesta le désir d'entrer dans mon
hôpital ; ce qu'elle fit en effet. A ma visite, je lui
ordonnai des frictions mercurielles sur les articulations engorgées. L'absence de la fièvre, la
constitution non pléthorique de la malade, et
quelques soupçons sur la nature première du
rhumatisme, m'avaient porté à abandonner le
traitement antiphlogistique pour recourir au ré-
percussif. Les frictions mercurielles furent donc
mises en usage, elles le furent pendant huit jours;

durant cet intervalle, les articulations se dégorgè-
rent, les douleurs cessèrent, et la malade pendant
quelque temps ne ressentit aucun malaise. Cependant une douleur des plus aiguës se fit bientôt
sentir à la région précordiale; la face était alternati-
vement pâle et violette; les lèvres étaient noires ,
les traits étirés, les extrémités froides; l'anxiété
est extrême , une sueur froide abondante découle
du front de la malade, les battements du cœur
vont avec une promptitude telle, et une irrégu-
larité si grande, qu'ils ne peuvent être comptés;
la malade ne peut respirer que par intervalle. Ce
changement si brusque alarme la sœur de la
salle; elle m'envoie chercher. Lorsque j'arrivai
auprès de la fille Hachet, on finissait de lui donner l'extrême-onction.

Lorsqu'elle me vit auprès d'elle , elle me dit
avec beaucoup de peine qu'elle était perdue; je
cherchai à la rassurer , et ne doutant plus de la
présence d'une péricardite aiguë, suite de la répercussion rhumatismale , je fis couvrir à la fois
toutes les articulations de synapismes: les coudes,
les poignets , les phalanges , les genoux , les articulations tibiotarsiennes et métatarsiennes furent
à l'instant chargés de moutarde; et ce que l'on
remarquera et notera comme bien remarquable ,
c'est la cessation de tous les symptômes alar-
mants , qui disparurent un quart d'heure après
l'application des synapismes avec une promptitude
égale à celle qui avait amené la maladie.

La moutarde des poignets, des doigts et des
genoux fit vésicatoire; la peau de ces différentes
parties s'enleva; ce qui y entretint une irritation
pendant deux ou trois jours, irritation qui devait
être et qui fut si nécessaire dans ce cas-là, puis-
qu'elle sauva la malade d'une mort qui serait in-
failliblement arrivée quelques instants plus tard.

Réflexions. — Cette péricardite aiguë fut donc
la suite de la disparition du rhumatisme articulaire.
J'ai donné les motifs qui m'avaient empêché de
recourir avec énergie aux émissions sanguines :
j'avais été arrêté par la constitution de la malade
et la nature de la maladie. Si cependant j'avais
adopté une conduite contraire à celle que j'ai
tenue dans cet exemple, qu'en serait-il résulté ?
par le traitement antiphlogistique la péricardite
aurait-elle eu lieu? je le crois ; la métastase aurait eu lieu de même, comme M. Andral nous
en rapporte un exemple dans sa Clinique médicale. Il est des individus, chez lesquels on ne
peut refuser d'admettre une disposition particu-
lière aux répercussions; ils semblent plus parti-
culièrement prédisposés aux maladies de ce genre,
et chez ces personnes y a-t-il quelque organe
souffrant, l'irradiation nerveuse se concentre sur
lui, comme dans cet exemple, la malade ayant été
sujette jusqu'à l'âge de puberté à une névrose de
la circulation.

CINQUIÈME OBSERVATION.

FIÈVRE INTERMITTENTE TIERCE

Guérie par l'administration de la teinture alcoholique
de gentiane.

Dans le courant du mois d'août 1829, Louise
Chavignat, âgée de dix-sept ans, d'une forte
constitution, bien réglée, entra dans notre hôpital. Je ne la vis que le soir fort tard; l'accès
avait eu lieu le matin à onze heures, et s'était
prolongé jusqu'à sept du soir. Elle me dit en
avoir déja ressenti plusieurs accès; elle se plaignait d'une violente céphalalgie; la face était
animée, les yeux injectés, la langue sèche; la
malade cependant n'était point altérée, il y avait
de l'anorexie, le pouls était dur et fréquent, la
région épigastrique et le ventre n'étaient nullement douloureux à la pression. (Je pratiquai au
bras une large saignée, j'ordonnai un lavement
avec de l'eau de mauve et $\frac{1}{2}$ ʒ d'huile de ricin;
et la malade fut mise à l'usage de la tisane d'orge
avec s. Q. de miel.) Je voulus, avant de recourir
au fébrifuge, voir un second accès.

Le 3, l'apyrexie fut complète; malgré la saignée, la malade avait eu pendant la nuit un
épistaxis assez abondant; le mal de tête était entièrement disparu; le pouls, dans son état nor-

mal, ne présentait plus cette dureté que j'avais remarquée durant l'accès.

Le 4, à dix heures du matin, comme je finissais ma visite, la sœur de la salle m'annonça que le n° 12 commençait à prendre la fièvre. Louise Chavignat éprouvait en effet déjà un tremblement. Je lui fis faire sur les bras et les jambes des frictions avec une décoction aromatique, à laquelle on avait ajouté un peu d'ammoniaque liquide; par ce moyen, le sang fut rappelé à la périphérie du corps, et le stade du froid fut moins long. L'accès se termina à trois heures après midi.

Le 5, la malade est bien. (Même tisane.)

Le 6, à sept heures du matin, pensant que l'accès pourrait encore devancer, ce qui arriva (car à huit heures il parut), je fis donner à la malade ʒj de teinture alcoholique de gentiane. La fièvre fut de courte durée; le froid principalement fut à peine sensible; mais la chaleur fut plus grande, et la sueur plus abondante.

Le 7, rien de particulier.

Le 8, à quatre heures du matin, deux gros de teinture alcoholique de gentiane. Point de froid, chaleur ardente, sept chemises sont mouillées; à la fin de l'accès une nouvelle hémorrhagie nasale paraît.

Le 9, la malade prend deux cuillerées à bouche de sirop de quina.

Le 10, point d'accès, et la fièvre cesse de paraître.

Réflexions. — L'action fébrifuge de cet agent thérapeutique, dans l'exemple que je viens de citer, doit être attribuée à cette chaleur générale reconnaissable au développement du pouls, à la céphalalgie, aux épistaxis et aux sueurs abondantes.

La teinture se trouvant administrée une heure avant l'accès, produit au moment du froid un développement instantané de forces, et par cette profonde mutation rétablit l'équilibre dans les organes.

On peut je crois recourir (et avec espoir de succès) à la teinture alcoholique de gentiane dans les fièvres intermittentes tierces sans complication. Cullen lui associait d'autres toniques; je suis persuadé qu'en lui ajoutant quelques grains de sulfate de quinine, par la réunion de ces deux agents, on obtiendrait un puissant fébrifuge.

SIXIÈME OBSERVATION.

FIÈVRE QUARTE MENSUELLE.

Au mois de février 1830, M. Gr***, de Montluel, âgé de trente-deux ans, d'un tempérament bilioso-nerveux, affecté depuis plusieurs années d'une gastrite chronique, éprouva plusieurs accès de fièvre quarte.

Le 10, appelé à deux heures après midi au

moment de l'accès, je trouvai M. Gr*** dans l'état suivant : tremblement général avec froid glacial; langue couverte dans son milieu d'un enduit jaunâtre, rougeur à sa pointe et sur ses bords; douleur vive à l'estomac, qui était d'une si grande sensibilité, que le malade ne pouvait supporter le poids de ses couvertures; anxiété extrême; douleur rénale insupportable; pouls petit et précipité.

M. Gr***, qui dans le moment des accès se porte à des impatiences grandes, m'annonce qu'il en est à son quatrième, que si je le laisse plus long-temps dans cet état, il se brûlera la cervelle; qu'il ne peut y tenir. Il veut absolument que je lui donne de la quinine.

Après avoir fait sentir à Monsieur qu'en satisfesant à ses désirs, loin de pouvoir espérer triompher de la maladie, on pourrait, au contraire, à cause de l'inflammation de l'estomac, le rendre beaucoup plus malade, il se rendit à mes observations.

J'ordonnai donc (le stade de froid commençait à cesser) douze sangsues sur l'estomac, qui fut ensuite recouvert avec des cataplasmes de farine de lin; le malade prit pour boisson la limonade gazeuse, l'organe malade ne pouvant supporter que celle-ci. La diète la plus stricte fut ensuite ordonnée.

Le 13, à une heure, l'accès parut; l'estomac, quoique moins douloureux, présentait toujours beaucoup de sensibilité au toucher. La langue, toujours couverte d'un limon très épais, n'offrait cependant pas autant de rougeur; l'accès et le précédent s'étaient terminés par des sueurs copieuses; leur durée et leur intensité avaient été moindres. (Même traitement); le malade prend en sus un lavement d'eau de graine de lin; il refuse une nouvelle application de sangsues, et veut impérieusement que je lui administre le fébrifuge.

Contre ma volonté, je le lui ordonne; il prend pendant les deux jours d'apyrexie vingt grains de sulfate de quinine, dix un matin et dix l'autre. Je délaie le sel dans ʒ ij d'eau de tilleul, et j'ajoute six gouttes de laudanum à chaque potion. Chaque fois le malade prend aussi un lavement de quina.

Le 16, contre mon attente, l'accès manque; M. Gr*** se croit guéri: il va, vient, dans ses appartements; mais il est d'une grande faiblesse, éprouve un dégoût général; la langue a repris un peu de rougeur, cependant le malade prétend ne pas souffrir de l'estomac. Dans la crainte de voir reparaître la fièvre, il veut prendre de nouveau du sulfate de quinine; je le défends expressément. (Pour toute nourriture, Monsieur est mis à l'usage du bouillon de poulet.)

Le 19 la fièvre ne parut pas, et insensiblement une apparence de santé semblait se faire apercevoir; les forces néanmoins avaient de la peine à revenir.

M. Gr★★★ resta dans cet état jusqu'au 12 de mars; à cette époque, il eut un nouvel accès qui ne fut pas de longue durée. Deux lavements de quina préservèrent le malade d'autres rechutes.

Le 11 avril, réapparition de la fièvre quarte; la gastrite n'est pas plus intense; le malade n'accuse qu'une douleur sourde dans la région épigastrique, elle ne se fait sentir que pendant la durée des accès. Dans les deux premiers, il y a eu des vomissements bilieux; le malade sans cesse a des nausées, la bouche limoneuse, fade; une teinte jaune se remarque au pourtour des lèvres et des ailes du nez. Je tente, après une nouvelle application de sangsues sur l'estomac, l'administration d'une potion vomitive très douce. Monsieur n'en fut point incommodé; elle procura l'évacuation d'une très grande quantité de bile, et à l'aide du sulfate, la fièvre fut encore arrêtée.

Sur mon invitation, le malade alors, pour changer d'air fit un petit voyage dans le midi; il ne s'y arrêta pas, et suivit un de ses parents qui l'emmena à Paris.

Il y arriva aux premiers jours de mai; quoique bien fatigué par la longueur du voyage, il consacra cependant son temps à visiter la ville.

Le 10 mai, la fièvre s'arrêta, et avec elle l'inflammation de l'estomac prit de l'intensité. Le médecin que fit appeler M. Gr★★★ voulut, comme son devoir le lui commandait, détruire en premier lieu la gastrite, pensant qu'en combattant l'irritation première, il pourrait avec plus de facilité triompher de la fièvre; la chose lui fut impossible: M. Gr*** refusa de se soumettre à tout ce qui lui fut recommandé; voulant à toute force revenir dans son pays, il invita son médecin à lui donner de suite du quina, ou il saurait bien s'en procurer.

Avec des raisonnements n'ayant rien pu gagner, on ordonna à M. Gr*** une potion avec le sulfate de quinine, et la fièvre de nouveau s'arrêta; le malade alors quitta Paris et revint à Montluel.

Je le vis dans un état désespéré: la fièvre était devenue rémittente gastrique aiguë; elle faillit le mettre au tombeau. Combattue par un traitement antiphlogistique énergique, la maladie marcha assez promptement vers la guérison. L'irritation gastrohépatique une fois détruite, le mouvement continu de réaction qui avait dominé cessa, sans que l'intermittent se fût de nouveau fait remarquer.

Réflexions. — Que s'est-il passé dans cette observation? Si nous y portons toute notre attention, nous y verrons, 1° que celui qui en est le sujet avait été primitivement atteint d'une phlegmasie de l'estomac qui était passée à l'état chronique; que sous l'influence de cette irritation première, il fut atteint d'une concentration nerveuse se reproduisant tous les mois;

2° Que cette irritation nerveuse constituant une fièvre quarte mensuelle, cessa d'être intermittente, lorsque, par l'effet du sulfate de quinine

administré à différentes reprises, elle prit un caractère plus aigu; qu'alors elle devint ce qu'elle
était déja , congestion sanguine, une irritation
phlegmasique, une phlegmasie. La fièvre intermittente s'est alors compliquée d'une fièvre con-
tinue symptomatique (type rémittent).

3° Enfin nous y voyons la réaction fébrile diminuer d'intensité, et cesser en même temps que
l'irritation sanguine; ce qui prouve en résumé :

A) Que lorsqu'un organe primitivement lésé est
sous l'influence d'une irritation chronique, il se
trouve par là beaucoup plus apte à contracter une
autre irritation intermittente, qui deviendra pério-
dique ou adoptera tout autre type, suivant les lois
de l'intermittence et l'état de l'individu ;

B) Que dans toute fièvre intermittente, on doit
toujours s'attacher à combattre la lésion première,
attaquer toujours l'organe primitivement lésé, détruire, en un mot, la congestion sanguine, avant de
songer à la concentration nerveuse : en agissant
de la sorte, on se ménage toujours l'assurance de
combattre avec succès cette dernière, lorsqu'elle
ne disparaît pas (comme dans cet exemple) à
mesure que la congestion sanguine cesse.

- SEPTIÈME OBSERVATION.

FIÈVRE TYPHOIDE INTERMITTENTE TIERCE

Guérie par la salicine.

PRÉLIMINAIRE.

Les fièvres intermittentes endémiques dans le canton de Montluel, arrondissement de Trévoux, département de l'Ain, ont présenté dans leur marche, cette année (1831), à leur époque ordinaire (août, septembre et octobre), des particularités jusqu'alors inconnues dans nos pays.

Parmi les exemples qui se sont offerts à moi dans mon hôpital, je citerai le suivant, dont l'heureuse issue a été due à la salicine.

Revêtues d'un caractère beaucoup plus grave que les années précédentes, ces fièvres offraient la plupart le type continu, avec des exacerbations, quelques-unes le soir, presque toutes le matin sans apyrexie; l'exemple ci-après, cependant, fera exception.

Peu de personnes heureusement en furent atteintes, toutes presque furent victimes; le pouls, dur et précipité, était le même durant toute la maladie. Au début, les malades se plaignaient d'une violente céphalalgie, la langue était couverte d'un enduit blanchâtre assez épais, la pression sur l'abdomen et dans la région épigastrique ne causait aucune douleur; on remarquait encore chez eux une constipation opiniâtre, un dégoût général. Cet état durait deux ou trois jours ; alors il y avait absence de tout malaise. Plus tard il survenait de la surdité, les discours étaient peu suivis, et les malades restaient dans cet état pendant quelque temps. Un violent travail inflammatoire durant tout le règne de 'la maladie s'opérait sur une région du corps ; la peau dans une grande étendue devenait lisse, blafarde, c'était un véritable phlegmon gangreneux; car la gangrène finissait toujours par se déclarer; chez quelques malades, c'étaient les coudes, les grands trochanters, le sacrum ou les piqûres de sangsue qui se gangrenaient; chez d'autres le travail inflammatoire s'opérait dans les muscles fessiers; enfin la mort du malade était annoncée par le délire.

Les délayants, les saignées locales et générales, les vésicatoires, la moutarde, rien ne pouvait arrêter, entraver la marche de ces fièvres : le pouls, malgré les évacuations sanguines, restait le même, toujours très dur et très accéléré ; les révulsifs n'étaient que de peu d'utilité; impossible chez ces malades de trouver un instant pour administrer le fébrifuge, la diathèse inflammatoire ne pouvant être détruite.

OBSERVATION.

Une jeune fille de notre ville de Montluel, entra dans mon hôpital dans le courant du mois d'octobre 1831. A son arrivée, elle se plaignait d'une violente céphalalgie, et n'accusait qu'une légère douleur à la région épigastrique ; la face était animée, les yeux brillants; des plaques violettes se remarquaient sur les pommettes; le pouls était dur et précipité, la langue sèche, recouverte d'un enduit blanchâtre assez épais; la pression sur l'abdomen ne causait aucune douleur; il y avait constipation, dégoût général, et au bout du troisième jour (comme chez tous les autres malades) absence complète de tout malaise, avec surdité et prostration générale; la malade toujours disait n'avoir point de mal. Aux moyens ci-dessus indiqués, j'avais ajouté les émulsions camphrées, et depuis trois semaines que la maladie durait avec le type continu, je n'avais pas encore eu la satisfaction de la voir rétrograder. Déja, je désespérais du sort de la malade, lorsqu'à la suite d'une application de sangsues derrière les oreilles, j'aperçus une légère amélioration. En effet, les jours suivants, la fièvre prit un caractère moins alarmant et changea de type; du continu qu'elle avait eu jusqu'alors, elle adopta le tierce; je me hâtai d'en profiter pour administrer de la salicine. Des oreillons étaient survenus. Huit grains du nouveau sel furent administrés dans deux cuillerées de sirop de quina, et six autres dans un lavement de poudre de valériane.) Ce remède ayant été pris le lendemain, jour où le paroxysme devait reparaître, la malade se trouva parfaitement bien. Le pouls avait perdu de sa fréquence et de sa dureté, signe principal de l'amélioration, puisque, du reste, la malade disait ne ressentir aucun mal, et que la langue n'annonçait aucune irritation dans le tube intestinal.

Les jours apyrétiques suivants, je continuai à administrer la salicine à moindre dose, et la santé de la malade alla toujours de mieux en mieux; la convalescence fut longue par rapport aux escarrhes gangreneuses qui déja s'étaient déclarées chez la malade. De légers toniques, parmi lesquels le sirop de quina joua le principal rôle, la rappelèrent bientôt à une parfaite santé.

FIÈVRE QUARTE

Guérie par la salicine.

Un soldat au quarantième de ligne, lors de la déplorable affaire de Lyon, entra dans notre hôpital, ayant eu déja plusieurs accès de fièvre quarte. Agé de vingt-quatre ans, d'un tempérament sanguin, quoique d'une constitution assez délicate, ce militaire depuis quelques années était sujet aux épistaxis. Depuis un an il n'en avait point eu.

Le 24 novembre, lorsque je le vis à ma visite, le stade de froid venait de passer, celui de chaleur apparaissait ; le malade ressentait une violente céphalalgie ; le visage était coloré, les conjonctives injectées ; il avait eu plusieurs fois des envies de vomir ; la langue était couverte d'un limon jaunâtre avec rougeur à sa pointe et sur ses bords, le pouls plein, et la région épigastrique douloureuse au toucher, ainsi que les fosses iliaques ; le malade allait un peu en diarrhée. (Il fut mis à la diète, et je prescrivis la tisane de ris gommée, quinze sangsues sur l'estomac ; je fis couvrir, en outre, tout le ventre d'un large cataplasme de farine de graine de lin.)

Le 25, le malade était un peu mieux, le traitement fut continué, à l'exception des sangsues ; on y ajouta la décoction blanche de Sydenham.

Le 26, la diarrhée n'existait plus ; l'abdomen était moins douloureux au toucher ; la langue commençait à se dépouiller.

Le 27, l'accès fut annoncé par un vomissement bilieux ; la céphalalgie fut moins forte, la région épigastrique insensible au toucher ; des sueurs abondantes, qui apparurent pour la première fois, terminèrent l'accès.

Le 29, le malade prit un grain d'émétique en lavage ; ce qui lui fit rejeter un prodigieuse quantité de bile.

Le 3o , réapparition de la fièvre, mais avec une intensité moitié moindre.

Le 1ᵉʳ et 2 décembre , le malade prit vingt-quatre grains de salicine, un jour douze, et autant l'autre; elle fut administrée dans ℥ ij d'eau de tilleul , et six gouttes de laudanum furent ajoutées chaque fois à chaque potion.

Le 3, l'accès ne revint pas; dès lors, j'eus recours, selon mon habitude, aux amers. Le malade prit pendant quelques jours tous les matins une infusion de petite centaurée, avec addition d'une petite quantité de sirop de quina.

Le malade sortit le 12 , parfaitement rétabli.

Réflexions. — J'ai fait plusieurs expériences dans mon hôpital avec l'agent thérapeutique nouvellement découvert. Je l'ai administré dans un grand nombre de fièvres intermittentes; malheureusement les résultats que j'ai obtenus n'ont pas été couronnés de tout le succès que je pensais en retirer. Parmi les guérisons que j'ai obtenues, en petite quantité il est vrai, les deux faits que je viens de rapporter m'ont paru cependant dignes de fixer l'attention des médecins. Je désire ne m'être point trompé , et que mes recherches puissent contribuer à assigner à la salicine la place qu'elle me semble devoir occuper dans le domaine de la science , non pas en faisant nombre, mais par ses propriétés fébrifuges qu'on ne peut lui refuser.

Selon moi, la nouvelle substance retirée de

l'écorce du saule, n'enlévera jamais la supériorité
au sulfate de quinine : avec la première on ne
triomphera pas aussi souvent qu'avec le second ;
mais j'ai cru remarquer que la salicine a cela de
préférable sur le sulfate de quinine, qu'on peut
l'administrer à plus forte dose sans crainte d'al-
térer l'organisation.

Administrée par petites fractions pendant l'a-
pyrexie, la salicine a constamment été en défaut;
j'ai triomphé de quelques cas graves en la por-
tant à haute dose.

HUITIÈME OBSERVATION.

FIÈVRE INTERMITTENTE MUQUEUSE (TYPE QUOTIDIEN).

Dans le mois de septembre 1831, entre à l'hôpital un jeune homme présentant tous les caractères du tempérament lymphatique : figure bouffie,
pâle, chairs flasques, lèvres volumineuses, infiltration des jambes, où l'on remarque deux ou
trois petits ulcères atoniques.

Lorsque nous vîmes le malade à ma visite, il
ne nous présenta qu'un peu de chaleur et de sécheresse à la peau, la langue était humide et
sans rougeur, l'estomac nettement douloureux,
le pouls petit. Le malade ne se plaignait que de
quelques coliques légères, il y avait un peu de
diarrhée. Du reste, il attendait la fièvre sur le

soir ; elle arriva , en effet , précédée par quelques frissons presque imperceptibles et un léger froid des pieds. Une expectoration assez abondante de glaires avait lieu à chaque accès.

Après ces premiers symptômes, une chaleur mordicante se fesait sentir , et se terminait sur le matin par une sueur aigre.

La fièvre avait adopté le type quotidien, je laissai arriver deux ou trois accès, durant lesquels la diarrhée fut arrêtée à l'aide des moyens ordinaires , et j'administrai ensuite le sulfate de quinine en potion et en lavements.

La fièvre fut promptement arrêtée , mais au bout de quelque temps les urines se supprimèrent, les extrémités inférieures s'infiltrèrent , et la cavité abdominale elle-même s'en ressentit.

Bientôt, le tout fut rapporté à l'état normal , à l'aide des frictions de teinture de scille et de digitale pourprée qui furent faites sur l'abdomen, et par l'application souvent réitérée de vésicatoires volants promenés sur toute l'étendue des jambes; le malade avait été mis , en outre , à l'usage de l'eau gommée fortement nitrée.

Réflexions. — Cette observation prouvera que souvent dans le cours d'une fièvre ou quelque temps après son entière disparition , on voit tout-à-coup survenir une infiltration qui peut quelquefois , si elle avait lieu dans l'une des trois cavités, mettre les jours du malade en danger.

J'ai remarqué que cette terminaison des fièvres

intermittentes ne se remarque presque que chez
les individus d'un tempérament lymphatique;
aussi ai-je appris, tout en combattant la fièvre chez
ces personnes, à stimuler fortement l'organe
sécrétoire de l'urine, et cette manière d'agir me
réussit parfaitement aujourd'hui.

NEUVIÈME OBSERVATION.

FIÈVRE INTERMITTENTE ADYNAMIQUE (TYPE TIERCE).

Le nommé Pierre Joly, d'Ambérieux, entra à
l'hôpital à Montluel dans le courant d'octobre
1829 ; il était dans le délire lorsqu'on l'apporta.
A ma visite il me présenta l'appareil des symptômes suivants : asthénie générale, état fuligineux
des gencives et des dents, haleine fétide, langue
(ne put être interrogée), respiration accélérée,
peau sèche, brûlante, âcre au toucher; sueur
faciale; yeux contournés, chassieux; pommettes
fortement colorées; le reste de la face offrait une
teinte jaunâtre; pouls dur, fréquent; délire; le
malade cependant, lorsqu'on lui répète plusieurs
fois et d'une voix un peu élevée les mêmes ques-
tions, semble encore comprendre qu'elles s'adres-
sent à lui, mais il ne peut que balbutier; le ventre
est ballonné, la région hypogastrique fortement
tendue par l'accumulation de l'urine dans la
vessie; le malade, involontairement, s'en va sous

lui ; les déjections sont noirâtres, très fétides ; lorsqu'on approche de son lit, son corps exhale fortement l'odeur de souris. La pression sur la région épigastrique fait pousser des gémissements au malade.

A ces caractères, qui ne reconnaîtra la fièvre adynamique ? pour moi, je n'y vis pas autre chose, et après avoir évacué la vessie, j'ordonnai quinze sangsues sur l'estomac, qui fut ensuite recouvert d'un large cataplasme ; la peau étant sèche, pour appeler une dérivation sur ce tissu, des frictions y furent faites avec un mélange chaud d'eau et de vinaigre, les pieds furent enveloppés dans des cataplasmes bien chauds de farine de lin, et le malade prit une tisane purement délayante.

Le lendemain, la journée fut bonne, c'était le 17 : le délire avait cessé ; le malade, le regard hébété, l'air indifférent, nous dit, avec peine il est vrai, qu'il souffrait de la tête et de l'estomac ; sa langue couverte d'un enduit noirâtre était très rouge à son extrémité. Le pouls cependant avait perdu de sa dureté.

Le 18, le malade à dix heures commença à être un peu plus fatigué, la fièvre insensiblement augmenta, le délire survint. La nuit fut très mauvaise.

Le 19, à la pointe du jour, le calme reparut, le délire cessa, et le malade se retrouva le même que le 17.

Le 20 réapparition de la fièvre et du délire dans la matinée.

Voyant alors que j'avais affaire à une fièvre présentant de l'intermittence dans le retour de certains phénomènes, je résolus de la combattre par le sulfate de quinine.

Mon premier soin avant d'en venir là, fut de m'attacher à détruire la congestion cérébrale, et celle qui existait en premier lieu, l'irritation de l'estomac. Des applications de sangsues eurent donc lieu et sur la région épigastrique et derrière les oreilles. Elles furent réitérées plusieurs fois, et le malade se trouva bientôt dans un état d'amélioration : la langue insensiblement perdit sa rougeur et s'humecta ; les dents peu à peu se dépouillèrent de leur enduit noirâtre ; la peau prit un peu de moiteur, et le pouls redevint à l'état normal. Alors, je crus le moment opportun pour recourir aux dérivatifs. Je fis donc appliquer de suite, au malade, deux vésicatoires aux jambes et deux aux cuisses ; on ne les pensa pas longtemps.

Le 1er novembre, le malade était sur pied : des sueurs abondantes acides avaient amené un amendement notable dans son état. Tous les deux jours cependant, il était un peu plus fatigué, il ressentait un peu de fièvre. Après m'être assuré de l'état de l'estomac et des intestins, rien ne pouvant m'arrêter, j'administrai, pour le lendemain, 2 novembre, jour d'apyrexie, huit

grains de sulfate de quinine dans une potion d'eau
gommée, et le malade prit en outre un lavement avec la valériane et le camphre. Les vésicatoires pendant deux jours furent recouverts de
cérat quinacé.

Le 7, Joly sortit de l'hôpital.

Réflexions. — J'ai cru devoir rapporter cet
exemple, ceux de fièvre intermittente adynamique étant très rares.

Le sujet de cette observation était un homme
de trente-cinq ans, il était sanguin, avait les
membres grèles ; chez lui, tout annonçait bien
un surcroît dans l'action vitale, une suractivité
organique. Je crus donc qu'il fallait recourir au
traitement antiphlogistique, et m'en tenir aux
boissons purement délayantes.

Cette fièvre me parut avoir été précédée par
l'irritation sanguine (l'inflammation) qui se fixa primitivement sur l'estomac, et, par la lésion du systême nerveux lui-même s'irradia ensuite par sym-
pathie au cerveau. De petites évacuations sanguines
eurent lieu à différentes reprises, pour éviter l'ac-
cablement qui serait survenu si j'avais eu recours
tout de suite à une trop grande déplétion. Au
reste, cet état de prostration ne tient pas toujours
aux émissions sanguines ; souvent elle survient
tout-à-coup lors même qu'on n'y a pas eu recours ;
il faut alors, je crois, en chercher la cause dans
la surexcitation de quelques organes ; ce qui
plonge les autres dans une véritable asthénie.

L'irritation cérébrale existant, aucune irritation dérivative n'eut lieu; je me bornai à faire enve lopper les pieds dans des cataplasmes bien chauds de farine de lin. Les vésicatoires ne furent appliqués qu'après que la première irritation cérébrale eut cessé.

De ces faits, on peut conclure, je crois, que dans toute fièvre dite putride, maligne, gastro-adynamique, gastro-ataxique, il faut toujours,

1° Combattre, détruire la surexcitation, l'irritation sanguine par de petites applications de sangsues sur l'organe enflammé;

2° Toujours attendre, pour recourir aux dérivatifs, que l'irritation primitive soit tombée et le système nerveux lui-même calmé : tant que ce dernier sera surexcité et réagira sur un organe important à la vie, il ne faut point produire à l'extérieur une autre irritation, cette dernière ne ferait qu'accroître la première ; mais lorsqu'au contraire le spasme nerveux ou l'irritation nerveuse sera passée et la sanguine détruite, alors en agissant brusquement sur la peau dans une grande étendue, on finit par obtenir plus promptement l'équilibre de l'organisation.

C'est alors que je me suis toujours bien trouvé de l'application de plusieurs vésicatoires à la fois; mais il faut les appliquer en grand nombre, et ne pas les laisser bien long-temps. Appliqués dans le moment opportun, jamais ils n'ont réagi sur la vessie, et je les préfère toujours à l'application

de la moutarde, qui fait quelquefois des plaies
d'une guérison difficile et trop longue.

DIXIÈME OBSERVATION.

FIÈVRE INTERMITTENTE PLEURÉTIQUE (TYPE QUOTIDIEN).

Une domestique du collége de Monthuel fut
reçue dans mon hôpital, à la fin d'août 1829. J'étais
absent lorsqu'on l'amena ; je ne pus me rendre
auprès d'elle que le soir un peu tard.

Jeune, d'une forte constitution, la malade me
dit être dérangée depuis deux jours. Elle était,
lorsque je la vis, dans une fièvre assez forte ;
la respiration cependant n'était pas gênée, le pouls
vibrait avec force, la face était animée, les yeux
injectés ; il y avait une violente céphalalgie et
une expectoration sanguinolente sans douleur aucune. N'examinant pas très attentivement les crachats, je crus avoir affaire à une pleuropneumonie ; cependant la malade n'accusait aucune
douleur ni par l'inspiration ni par la toux, l'auscultation elle-même ne me fit découvrir aucune
lésion du tissu pulmonaire. Je pratiquai une
large saignée, et la tisane de fleurs béchiques
(que la sœur avait donnée, pensant aussi avoir
affaire à une fluxion de poitrine) fut laissée pour
la nuit, ainsi qu'un looch, qui fut pris d'heure en
heure.

Le lendemain, la malade était on ne peut

mieux : le pouls n'était pas le moins du monde fébrile, point d'expectoration sanguinolente, absence de la céphalalgie. (Même tisane.)

A trois heures, malaise, frissons, puis froid glacial, nausées. On m'envoie chercher. Le pouls était petit, la langue sèche ; il y avait un peu de soif. La malade prit une infusion bien chaude de tilleul orang, et le froid au bout d'une heure s'arrêta ; alors le stade de chaleur apparut avec tous les symptômes de la réaction, moins forts cependant que le jour précédent ; les crachats rouillés reparurent aussitôt que le pouls s'éleva, mais je vis cette fois-ci qu'ils n'offraient point les caractères de ceux de la pneumonie, mais bien ceux de l'hémoptysie. A l'infusion de fleurs béchiques, je substituai la tisane de ris gommée. L'accès de fièvre fut terminé par une sueur abondante.

Le jour suivant l'accès reparut à quatre heures, toujours avec développement des mêmes symptômes. Apparition des crachats sanguins seulement dans le stade de chaleur. La malade cette fois-ci accuse une douleur des plus vives au côté gauche, au dessous du sein. J'y fais appliquer quinze sangsues, et la place fut ensuite recouverte d'un cataplasme émollient.

Cette fille eut encore deux accès ; mais le point pleurétique avait cessé de se faire sentir dans le stade de chaleur. Alors j'eus recours au fébrifuge ; le sulfate de quinine fut donné en potion

et en lavements; et la malade, au bout de quelques jours, sortit parfaitement guérie.

Réflexions. — Suis-je ici dans l'erreur? avais-
je affaire à une pleuropneumonie donnant lieu
à des accès fébriles intermittents?... ou la fièvre
était-elle essentielle?... était-ce, en un mot, une
fièvre intermittente produisant par intervalles les
symptômes d'une pleurésie?.. Je crois cette dernière pensée la seule admissible. En effet, selon
moi , si la pleuropneumonie ou les crachats sanguins eussent été la cause et non l'effet de la
fièvre, celle-ci , en admettant encore qu'elle ait
pu se revêtir du caractère intermittent, se serait
au moins maintenue à quelque degré dans l'intervalle des paroxysmes : dans cet exemple n'a-
vons-nous pas vu le contraire? Comment ensuite
admettre l'existence d'une inflammation de la
plèvre avec absence totale de fièvre? comment
croire que cette inflammation de la plèvre ait pu
rester stationnaire, et reparaître par intervalles ?..
N'est-il pas plus rationel de dire qu'ici c'était une
fièvre intermittente pleurétique ?

ONZIÈME OBSERVATION.

PLEUROPNEUMONIE

Guérie à l'aide d'abondantes sueurs, qui furent
amenées par l'emploi de la laine grasse.

PREMIER EXEMPLE.

Lors des événements de Lyon (novembre 1831),
le sieur Béfort, ouvrier à la fabrique de couvertures de Montluel, âgé de vingt-huit ans, d'un
tempérament nervoso-sanguin, ayant fait très
précipitamment le trajet de la première ville à
cette seconde (trois lieues), éprouva, en rentrant
chez lui, une grande fatigue qui fut suivie, au
bout de quelques instants, d'un violent frisson.
Il ressentait, lorsque je le vis, une douleur profonde au dessous du sein droit; cette douleur augmentait par les efforts de toux et de l'inspiration;
les crachats déja étaient teints de sang. (J'ordonnai
quinze sangsues sur le point douloureux, la tisane de fleurs béchiques édulcorée avec le sirop
de bourrache, un cataplasme émollient, la diète
la plus sévère, et un looch pour la nuit.)
Le lendemain, persistance de la douleur; les
crachats cependant ne sont plus rouillés, mais
gluants, épais et très jaunes; le pouls plein; le
malade avait des nausées; la douleur, que la

percussion augmentait, semblait être diminuée
en intensité, mais augmentée en étendue : elle
se faisait sentir depuis l'aisselle jusqu'aux dernières côtes ; l'auscultation me fit entendre dans
la presque totalité du poumon le râle crépitant,
sans mélange de murmure inspiratoire. (Une
nouvelle application de sangsues est conseillée,
ainsi qu'un grain d'émétique en lavage pour le
lendemain). L'évacuation sanguine n'eut pas lieu,
le malade l'ayant refusée ; le vomitif lui fit rendre
une grande quantité de bile.

Ce jour-là la fièvre diminua, les crachats perdirent de leur caractère pneumonique ; le côté
droit néanmoins était toujours un peu douloureux. Je fis couvrir toute la poitrine de laine
grasse ; j'enveloppai le tronc de bandelettes de
taffetas gommé ; un bandage de corps soutint le
tout. La nuit le malade eut une sueur abondante,
il fut laissé dans cet état pendant vingt-quatre
heures, alors l'appareil fut changé. Il fut encore
pendant le même laps de temps dans une grande
transpiration, à la suite de laquelle tous les symptômes de la pneumonie s'amendèrent rapidement. Le pouls reprit aussitôt sa marche accou-
tumée, la douleur de côté disparut, les crachats
redevinrent blancs et écumeux, et le malade put
tout à son aise respirer. Le côté droit, très mat au
moment de l'application de la laine, avait repris
sa sonorité, et le bruit d'expansion pulmonaire
avait remplacé le râle crépitant.

Une femme âgée de soixante-huit ans est reçue
à l'hôpital de Montluel dans le mois de décembre
1831. Elle s'y présente avec un point de côté
au dessous du sein droit, toux sèche, dyspnée,
fièvre, pommettes injectées ; matité de la poitrine dans toute l'étendue du lobe inférieur. Le
stéthoscope fait entendre dans cette partie le
râle crépitant. L'expectoration, qui n'a lieu qu'a-
vec beaucoup de peine, ne donne que de petits
crachats sanguins. (Même tisane que pour le malade ci-dessus, cataplasme sur le point douloureux, looch avec sirop diacode $\mathfrak{3}$ij, kermès mi-
néral un grain ; deux vésicatoires aux jambes).

La nuit fut assez bonne ; la malade transpira
un peu et fut assoupie.

Le lendemain je fis couvrir toute la poitrine
de laine grasse, qui fut assujétie avec du taffetas
gommé et un bandage de corps. La malade but
abondamment de sa tisane à laquelle on avait
ajouté oxymel scillitique 1/2 $\mathfrak{z}$ par pinte.

Des sueurs copieuses se manifestèrent, et
peu à peu l'expectoration, en devenant plus facile,
eut lieu avec plus d'abondance, et devint plus
naturelle ; la respiration s'exécuta avec plus de
liberté, le pouls rentra dans l'ordre accoutumé,
et au bout de quelques jours de convalescence la
guérison fut parfaite.

Réflexions. — Je ne rapporterai que ces deux exemples; j'ai cru qu'ils pouvaient intéresser, en appelant l'attention des praticiens sur un mode de traitement jusqu'alors peu employé, et qui m'a constamment réussi depuis deux ans que j'y ai recours.

La phlégmasie pulmonaire chez les habitants de nos pays est ordinairement accompagnée d'une infiltration séreuse, d'une tuméfaction qui complique d'une manière grave la maladie, et empêche le médecin de recourir avec trop d'énergie aux évacuations sanguines.

Ce n'est que par des sueurs copieuses et prolongées que nous voyons cette phlegmasie se résoudre, et nous sommes heureusement arrivé à ce résultat par l'emploi de la laine grasse, qui, à l'avantage d'entretenir une douce chaleur dans toute la poitrine, de tenir, pour ainsi dire, le malade dans un bain de vapeur, en joint encore un autre non moins grand, celui de produire souvent sur tout le tronc une éruption de boutons qui, en l'irritant un peu (si l'on veut) avec la pommade stibiée, entretient au dehors une irritation qui ne peut être que très salutaire en détruisant à l'intérieur la fluxion organique.

Dans les deux exemples rapportés, les sueurs peuvent bien être considérées comme une véritable crise; car elles survinrent tout-à-coup, et seulement après l'emploi de la laine grasse. Pour arriver donc à cette pensée de Frank : *Ut plu-*

rimum per sudores terminatur peripneumonia,
qu'on fasse l'essai du moyen que je conseille,
alors on pourra se convaincre comme moi de son
efficacité.

C'est surtout chez les personnes âgées, chez
lesquelles la nature aux abois abandonne, pour
ainsi dire, la vie, que j'ai obtenu de nombreux
succès par les sueurs.

DOUZIÈME OBSERVATION.

HOQUET SPASMODIQUE.

Au mois de février, je fus mandé à la com-
munauté de Sainte-Marie (maison de Montluel),
pour voir une jeune pensionnaire, mademoiselle
P***, qui, sans aucune indisposition, venait d'être
prise par un hoquet qui durait depuis un quart
d'heure.

Quelques gouttes d'éther et d'eau de fleur
d'oranger suffirent pour le faire disparaître.

Le 6 mars, la sœur tourière vint, en toute
hâte, me prier de me transporter de suite au
couvent, qu'une jeune personne se mourait; j'y
courus, et je trouvai mademoiselle V*** dans un
état vraiment alarmant.

Des mouvements convulsifs d'inspiration ac-
compagnés de sons rauques et se reproduisant à
de courts intervalles, se fesaient entendre; la malade était dans une grande anxiété, et ne pouvait

qu'avec la plus grande peine, faire entendre quelques mots mal articulés et entrecoupés, par suite du spasme convulsif de l'estomac. Elle me dit éprouver un picotement dans cette dernière partie et dans l'œsophage, avec un resserrement de la glotte.

Cette jeune fille, âgée de seize ans, très replète, d'un tempérament sanguin, réglée depuis peu, avait éprouvé un retard.

Dans le moment de ses crises, la figure était violette; du reste, le pouls n'offrait aucune anomalie, la région épigastrique et l'abdomen n'étaient point douloureux au toucher. Je crus, sur le moment, trouver la cause de ce spasme dans l'administration d'un purgatif (la poudre d'irroë) que la jeune personne avait pris le matin. Je pensai que la mère, qui l'avait fait donner à sa fille, le lui avait fait prendre peut-être à trop forte dose; je cherchai alors, à l'aide de l'eau sucrée tiède et de la titillation de la luette, à la faire rejeter. Mais bientôt, je revins de mon erreur : je vis que ce n'était point là la cause de ce hoquet. Ne pouvant plus me méprendre sur sa nature, je songeai à entraver la marche de l'accès, à diminuer son intensité. Pour arriver à mon but et détruire cette névrose dans son début, j'eus recours aux révulsifs et aux antispasmodiques. Mademoiselle V*** prit toutes les heures une cuillerée à bouche d'une potion composée des eaux distillées de tilleul, laitue, auxquelles on

associa les sirops d'éther et de pavot blanc
(℥ ij de chaque eau, ℥ ij de chaque sirop). L'eau
gommée sucrée fut donnée pour boisson ; des
frictions sèches furent faites sur les membres, on
y appliqua à plusieurs reprises de la moutarde ;
des cataplasmes émollients et narcotiques furent
tenus sur le ventre et l'estomac ; enfin on donna
un lavement, parce que la malade n'était point
allée du ventre depuis trois jours.

Ces moyens conseillés furent exécutés ; la
potion arrêtait pour quelques minutes le spasme,
puis il revenait.

A onze heures on vint me chercher pour une
autre pensionnaire ; c'était mademoiselle P***,
la même qui au mois de février l'avait eu à deux
reprises différentes pendant un quart d'heure.
Cette fois-ci, elle n'avait point vu son amie
mademoiselle V*** ; mais à l'étude elle avait
appris de ses autres compagnes qu'elle venait de
prendre le hoquet, et à cette nouvelle, aussitôt elle en fut elle-même atteinte de nouveau.

Agée de quatorze à quinze ans, non réglée,
d'une grande pétulance, mademoiselle P*** fut
astreinte au même traitement que son amie.

Les deux malades, depuis la matinée du lundi,
sans discontinuer, gardèrent le hoquet jusqu'au
mardi soir. A neuf heures l'accès s'arrêta chez
toutes les deux, et à trois heures du matin il
reparut.

Le mercredi , aux moyens déja conseillés

j'ajoutai un liniment composé d'onguent d'athaca, de camphre, de laudanum; on en fit des frictions sur l'abdomen et l'estomac; l'eau de Seltz coupée avec moitié eau commune fut administrée.

Voici maintenant comment la journée se passa.

Les inspirations étaient moins convulsives; les malades purent boire avec facilité , ce qui leur était impossible le mardi; il y eut de la tranquillité à de courts intervalles.

A dix heures, mademoiselle V*** avait éprouvé de fortes pulsations à la tempe du côté gauche , et le hoquet s'était arrêté; trois heures après il reparut. Mademoiselle P*** n'eut qu'une heure de calme. On pouvait donc déja remarquer un léger mieux.

Cette dernière fut emmenée chez ses parents, auprès desquels je lui continuai mes soins.

Chez mademoiselle V***, quinze sangsues furent ordounées aux cuisses pour le lendemain, et les moyens déja employés furent continués.

Des choses remarquables se montrèrent dans les deux exemples de cette rare et curieuse affection.

Lorsque les deux malades, au couvent, étaient réunies à l'infirmerie, le hoquet était fort; séparées, il l'était moins; seules , le spasme cessait; si quelqu'un entrait dans leur chambre, il reparaissait. Le mouvement le plus léger le provoquait, le repos le diminuait. Toute nourriture prise dans le moment de l'accès était rejetée et

augmentait le spasme, quelquefois même, lorsqu'on fesait boire les malades dans le moment
du calme, on facilitait le retour de la maladie.

La nuit du mercredi au jeudi : le spasme s'arrêta le soir, la nuit fut bonne, et le jeudi matin
à sept heures, il reparut.

Comme ce spasme constituait ici une maladie
réelle, qu'elle pouvait durer long-temps, et
amener par sa violence et sa durée de fâcheux
résultats, en troublant la circulation, en entravant
la nutrition, par suite du dépérissement général
causé par l'expulsion de tout ce qui était introduit
dans l'estomac pendant la crise, je crus ne pas
devoir cacher à la mère de mademoiselle P***,
que l'état de sa demoiselle était assez grave, que
si elle le désirait, je verrais avec plaisir un
confrère suivre la maladie avec moi. Elle m'en-
gagea alors à écrire à M. le docteur Trolliet, de
Lyon; ce que je fis le mercredi soir. Voici une
partie de ma lettre à ce très honoré confrère :
Après lui avoir détaillé tout ce qu'on a lu jusqu'ici, je lui disais en outre : « L'intermittence
« de la maladie, bien prononcée jusqu'à présent,
« ne peut-elle pas nous engager à recourir au
« quinquina ? Demain un vésicatoire sera appli-
« qué sur la région épigastrique. Dans le cas de
« non-réussite de la part de ces derniers moyens,
« ne pourrait-on pas tenter l'acide sulfurique
« étendu d'eau ? On trouve sur le Dictionnaire de
« Médecine un exemple de hoquet qui dura

« treize mois, et qui, après avoir résisté à tous les
« moyens employés pour le combattre, ne dis-
« parut qu'après l'usage de l'acide sulfurique
« étendu d'eau.

« Que penser, Monsieur et très honoré Con-
« frère, de cette névrose ?... Mademoiselle P***,
« la première, en fut atteinte dans le courant
« de février. Le 6 mars, c'est une autre demoi-
« selle de la même pension chez laquelle le ho-
« quet se déclare, et quatre à cinq heures après,
« mademoiselle P*** en est de nouveau at-
« teinte. Comment expliquer ce caractère, pour
« ainsi dire, épidémique ?... où trouver la véri-
« table cause de ce spasme ?... Ce sont deux
« jeunes personnes qui en sont atteintes dans la
« même pension, l'une a pris de la poudre d'irroë,
« l'autre n'en a point fait usage ; chez l'une il
« y a retard depuis six semaines, l'autre n'est
« point encore nubile ; peut-on trouver dans
« ces particularités l'apparition de la maladie ?...
« etc..., etc... »

M. le docteur Trolliet eut la bonté de me ré-
pondre, 1° que les antispasmodiques que j'avais
mis en usage dans cette névrose, étaient parfaitement indiqués ;

2° Que le retour par accès porterait à penser
qu'elle est une forme de fièvre intermittente,
que si les accès devenaient périodiques, des lavements antispasmodiques et fébrifuges seraient
le moyen le plus efficace ;

3° Qu'il ne pensait cependant pas que ce fût
là la nature de la maladie ; que, vu l'âge des
jeunes personnes, dont l'une était nubile, et
l'autre sur le point de l'être, on apercevait l'influence sympathique d'un organe dont les fonctions s'établissaient avec peine; que, d'après ce,
il considérait la maladie comme une affection
hystérique ; que le resserrement de la glotte de
l'une de mes malades ajoutait à sa manière de voir.

Il conseillait alors un léger dégorgement sanguin chez les deux demoiselles, pour rappeler
chez l'une la menstruation, et la faciliter chez
l'autre.

L'application des sangsues, qui eut lieu chez
mademoiselle V*** le mercredi soir avant le dé-
part de ma lettre, prouvera que ma manière
de voir était déjà la même que celle de mon très
honoré confrère.

Je devais ensuite continuer à mettre en usage
les antispasmodiques, ce que je fis en effet.

Quelques jours se sont passés, et ces deux
jeunes personnes insensiblement ont été déli-
vrées de ce hoquet.

Réflexions. — Est-il idiopathique ?... ou au
contraire symptomatique ?... Pour moi, je crois,
que l'estomac a été sympathiquement irrité par
la turgescence momentanée de l'utérus, dont l'action vitale pouvait recevoir en ce moment un
surcroît d'activité.

Reste maintenant à expliquer et la nature

et le mode de développement de cette sym-
pathie; mais ceci est trop difficile pour que je
cherche à déchirer le voile qui dérobe encore à
nos regards la solution de ce problême, comme
celle de toutes les névroses en général.

Différentes hypothèses ont été émises sur la
nature du hoquet, toutes reposent sur l'incertain.
Dire que c'est la partie de l'encéphale qui préside
aux mouvements respiratoires, qui, affectée d'une
manière spéciale, coordonne l'ensemble des actes
qui caractérise le hoquet, c'est ne rien dire.
Pourquoi vouloir alors chercher à démontrer une
chose dont on ne peut trouver la solution ? Aussi,
dans ce cas, je crois devoir m'en tenir à l'expo-
sition des faits, sans chercher à les expliquer.

TREIZIÈME OBSERVATION.

VERTIGES ÉPILEPTIQUES.

Mademoiselle T***, âgée de dix-sept à dix-
huit ans, bien réglée, s'étant trouvée à Lyon dans
les massacres du mois de novembre 1831, et
ayant eu sous les yeux l'affreux spectacle du lundi
21 et mardi 22, en fut si péniblement affectée,
qu'elle s'en revint à Montluel, avec ses parents,
l'esprit vivement frappé.

Plusieurs jours s'écoulèrent, et rien ne s'était
déclaré chez mademoiselle T***; les nuits seu-

lement étaient mauvaises ; elle était toujours
agitée par des rêves effrayants.

Une quinzaine après cet état de malaise, elle
éprouva une grande frayeur, en entendant le
bruit du tambour à une heure inaccoutumée :
c'était de la troupe qui était arrivée dans la nuit ;
elle crut que c'étaient les révoltés qui arrivaient,
et le triste tableau qu'elle avait eu sous les yeux
se représenta à sa mémoire.

Dès lors, apparut pour la première fois, mais
d'une manière presque insensible, une petite crise
nerveuse. Lorsqu'elle fut rassurée, le calme reparut.

Le lendemain (c'était un mercredi), à cinq
heures du soir, les mêmes phénomènes reparurent. Je fus appelé pour voir la malade ; je la
trouvai dans l'état suivant : malaise général,
crampes, douleurs et engourdissement des membres ; au moindre toucher la malade poussait
des cris aigus ; une douleur atroce se fesait sentir à la région épigastrique ; la face était tumé-
fiée, rouge, les veines du cou gonflées, mais
point encore perte de connaissance. Cet état
d'éréthisme nerveux avait été précédé par un frisson. Le pouls était dur et plein.

Ne pouvant prononcer encore sur la nature de
la maladie, je me contentai d'ordonner l'application d'un cataplasme émollient sur l'estomac ;
je prescrivis une tisane calmante et légèrement
diaphorétique (tilleul orang.), et j'invitai les pa-

rents à observer si le redoublement arriverait le lendemain à la même heure. Effectivement la crise reparut, et je vis que tous les symptômes avaient pris un peu d'intensité. Comme les douleurs se fesaient principalement sentir dans l'estomac et la poitrine, croyant à une pleurodynie, je fis couvrir la poitrine de laine grasse, j'ordonnai une potion calmante et l'application de huit sangsues sur l'estomac. Les parents et la malade refusant ce dernier moyen, je le remis au lendemain. La crise s'arrêta, mais l'estomac dans l'apyrexie était toujours douloureux. Le paroxysme reparut le jour suivant, toujours à cinq heures du soir, mais avec des caractères mieux prononcés; toujours douleur vive à l'épigastre; et aux autres symptômes ci-dessus énoncés, il s'y joignit la perte de connaissance, un état convulsif de tout le système musculaire, distorsion des yeux et de la bouche, avec expulsion par cette dernière d'une abondante écume. Léger trismus, et toujours douleur très vive sur toute la périphérie du corps.

Après la crise la malade tombe dans un profond coma; à son réveil elle a l'air hébété et ne se ressouvient de rien. Alors tous les phénomènes nerveux cessent. Voyant que j'avais affaire à une attaque d'épilepsie gastro-sympathique, j'ordonnai, pour calmer les douleurs atroces de l'estomac, l'application des sangsues déja prescrites; quatre seulement furent mises et tirèrent peu de sang. Une potion calmante et les révulsifs furent employés, la crise s'arrêta. Le vendredi elle eut lieu à la même heure ; le samedi, à midi; et le dimanche, comme je l'avais annoncé, à huit heures du matin. Dans les deux dernières crises la malade souffrit moins de l'estomac ; mais la congestion sanguine s'étant portée au cerveau, et craignant, comme on le voit assez souvent, la mort survenir dans un accès par suite de cette congestion, ou une encéphalite se déclarer, j'ordonnai l'application de quatre sangsues derrière chaque oreille ; deux vésicatoires aux jambes, et les potions avec le musc et tous les antispasmodiques furent mis en usage.

Cette médication apporta une grande amélioration dans l'état de Mlle ✱✱✱ : la crise fut arrêtée ; mais ici réside la difficulté : les parents de la demoiselle, effrayés de ce que je pensais de son état (car elle pouvait périr dans un accès par suite de la congestion ou de l'encéphalite, ou conserver cette terrible maladie) ; les parents, dis-je, ne croyant guère à mes reliques, avaient voué leur fille à un saint du Dauphiné, et le vœu aussitôt fait par la demoiselle, elle s'était trouvée beaucoup mieux. Quand on me fit part du miracle, je n'y ajoutai pas une foi aussi grande que les parents de la demoiselle ; je les invitai à attendre, que la crise pouvait encore reparaître, qu'elle pouvait le faire dans huit, quinze jours, un mois, et même un an ; que cependant une bien grande confiance de la part de la demoiselle pouvait fort bien l'avoir guérie , comme un excès de joie, une nouvelle agréable et inattendue , un plaisir très vif, auraient pu amener le même résultat.

J'engageai toutefois les parents à continuer les moyens que j'avais prescrits , et je cessai de voir Mlle T***.

Pendant une quinzaine de jours encore elle ne put sortir du lit, par suite de l'ébranlement nerveux qui avait amené chez elle une grande prostration. Durant ce laps de temps, j'appris qu'elle avait eu encore deux ou trois petites crises , et surtout une rechute assez forte un mois après le vœu fait. Depuis , la maladie a encore récidivé , il y a eu plusieurs accès; le premier seulement a présenté les caractères de l'épilepsie , les autres ont offert ceux de la manie , suite assez fréquente de la première de ces névroses.

Aujourd'hui Mlle T*** jouit de la meilleure santé , et se trouve entièrement délivrée de l'affreuse maladie qu'elle était menacée de conserver pendant sa vie.

Réflexions. — Cette épilepsie était ici gastro-sympathique. Les violentes douleurs dont l'estomac fut le siége dans les débuts de la maladie , annoncent que ce fut l'organe primitivement irrité, et que le cerveau ne le fut que secondairement. La congestion sanguine détruite chez le premier, elle se montra chez le second, qui , en éprouvant une surexcitation violente , pouvait , dans une attaque, amener la mort de la malade, si je ne m'étais empressé d'y porter remède, en fesant appliquer des sangsues derrière les oreilles. Il est probable que, le dégorgement du cerveau opéré, la congestion sanguine une fois détruite comme elle l'avait été pour l'estomac, l'état d'é-réthisme nerveux qui restait à combattre le fut efficacement par les antispasmodiques, auxquels on avait eu recours, et qui furent continués pendant le peu de jours que la guérison se fit attendre.

QUATORZIÈME OBSERVATION.

RHUMATISME

Guéri par le sulfate de quinine (1).

PRÉLIMINAIRE.

J'ai lu dans le *Journal Clinique des Hôpitaux de Lyon* (numéro de mars) quelques observations et quelques réflexions sur l'emploi de l'opium dans le rhumatisme par M. Brachet. Ce médecin, d'après les résultats d'une observation attentive, considère cette maladie comme une névrose et une phlegmasie. Les succès qu'il a obtenus de l'agent thérapeutique avec lequel il a

(1) Cette observation et la suivante ont été publiées dans le *Journal Clinique des Hôpitaux de Lyon* (année 1830).

combattu, à différentes reprises, plusieurs affections rhumatismales, justifient son opinion et
méritent d'éveiller l'attention des gens de l'art.

Deux faits que je rapporte, comme ce médecin, me portent à penser que cette maladie peut
s'offrir sous différents aspects : 1° il peut y avoir
simplement névrose, c'est le cas dans lequel le
médecin cité plus haut administre seulement
l'opium; 2° à la névrose peut se joindre une
phlegmasie plus ou moins aiguë; il faut alors se
comporter comme le fait M. Brachet, c'est-à-dire
combattre par les antiphlogistiques la phlegmasie, avant de mettre en usage les moyens capa-
bles de détruire l'affection nerveuse; 3° assez
souvent la maladie n'est qu'une phlegmasie intense; ce dernier cas ne s'observe que chez les
jeunes sujets. Les deux observations que je cite,
ne peuvent servir qu'à appuyer l'opinion que
M. Brachet s'est faite du rhumatisme, quoique
mes succès aient été obtenus à l'aide d'un traitement tout différent.

Selon moi (et je suis porté à le penser d'après
plusieurs faits), une affection rhumatismale peut
être considérée comme une fièvre rémittente :
l'exemple qui suit, servira à dévoiler l'analogie
qui existe entre ces deux affections.

PREMIER EXEMPLE.

Le nommé J. Druyon, âgé de vingt-cinq ans,

entra dans notre hôpital le 1er octobre 1829.

Ce jeune homme, d'un tempérament sanguin nerveux, facile à reconnaître à sa vivacité et à la mobilité des traits de son visage, ressentait depuis huit jours de violentes douleurs dans les bras et les jambes : l'usage en était entièrement aboli. Appelé pour examiner le malade, je le trouvai avec une violente céphalalgie ; la figure était animée, les yeux injectés, le pouls dur et précipité, la peau rouge, brûlante et dans un état de turgescence ; la plus petite pression, le plus léger mouvement causaient de vives douleurs au malade. L'ayant interrogé sur les causes qui pouvaient avoir produit l'état dans lequel il se trouvait, j'appris que de temps en temps il ressentait des douleurs dans les genoux, les épaules, mais que jamais il ne s'était vu aussi malade; qu'étant allé avec ses camarades boire dans un cabaret d'où il était sorti ivre, il avait couché toute une nuit dans un pré, et qu'à son réveil il s'était senti brisé par tout le corps. (Saignée d'une livre et demie, petit-lait nitré, diète.)

Le lendemain 2 octobre, amélioration dans l'état du malade : la céphalalgie a un peu diminué; le malade peut faire quelques mouvements.

Le 3, le malade, qui n'a pas été à la selle depuis six jours, prend un mélange de manne et d'huile de ricin ââ ʒ j; plusieurs selles ont eu lieu dans la journée. Le mieux se soutient, les mouvements sont un peu plus faciles.

Le 4, même état. Le 5, même purgation.

Le 6, les douleurs semblent avoir abandonné les extrémités supérieures pour se concentrer sur les inférieures. L'un des deux genoux présente plus de gonflement, est plus douloureux que l'autre. (Quinze sangsues y sont appliquées, fomentations avec une décoction de têtes de pavot à laquelle on ajoute un peu de laudanum.)

Le 7, mieux; mais les douleurs se jettent sur l'autre genou. (Même traitement.) Les douleurs abandonnent encore cette partie pour se fixer sur une épaule. (Pendant tout ce temps le malade a continué le petit-lait nitré; je le supprime, et lui substitue la tisane de bourrache et de saponaire.)

Le 8, le malade, quoique mieux, ne peut cependant pas faire usage de ses membres; le pouls est toujours dur, la peau rouge et douloureuse, la face animée, et les conjonctives injectées. (Nouvelle saignée de seize onces; le soir je fais encore couler le sang.)

Du 9 au 28, la douleur de tête, la rougeur, le gonflement de la peau, tout a disparu; il y a un amendement notable dans la position de Druyon; le pouls est redevenu naturel, des sueurs assez abondantes ont apparu. Les douleurs, de générales, sont devenues locales; le bras gauche seulement reste douloureux : toute la fluxion semble s'être portée là; la peau, sans être rouge et tendue, présente un peu de gonflement. Il y

a impossibilité de le faire agir. Les extrémités inférieures et le bras droit ont au contraire recou-
vré entièrement leur usage ; mais une chose assez
curieuse à noter, c'est l'augmentation des douleurs tous les jours depuis onze heures du soir
jusqu'à huit heures du matin.

Pendant ces vingt jours le malade a continué
la tisane de bourrache et de saponaire ; des frictions de teinture d'opium ont été faites sur le
bras ; plus tard on en fit d'autres avec la pommade d'Autenrieth ; la poudre de Dower fut aussi
mise en usage. On avait eu recours à ce dernier
moyen dans l'espérance de combattre l'intermittence des douleurs, mais le tout fut infructueux.
Je voulus alors tenter le sulfate de quinine.

Le 29 et le 30 le malade prit, à dix heures
du soir, une heure avant le redoublement : sulfate de quinine vingt grains (dix chaque jour).
A la pommade stibiée fut substitué le cérat quinacé ; on en fit des frictions matin et soir.

Le 31, disparition des douleurs au moment
du paroxysme ; elles sont très légères pendant
celui de l'apyrexie. (Cinq nouveaux grains de
sulfate de quinine ; mêmes frictions.)

Le 1er, le 2 et le 3 novembre, même dose
de sulfate de quinine. Le 4 on le supprime : les
douleurs ont disparu.

Le malade sort de l'hôpital le 10.

Réflexions. — Que nous présente de remarquable cette observation? Il faut y voir d'abord

un état inflammatoire général, qui fut suivi d'une légère amélioration après l'emploi de la saignée, mais qui persista cependant, et sembla abandonner une partie plus étendue pour se concentrer sur une plus petite et à plusieurs reprises, malgré les saignées locales. Cette congestion sanguine, poursuivie infructueusement par ce dernier moyen, ne céda qu'à une évacuation de sang plus considérable (ce fut après les deux saignées qui furent pratiquées le 8). Alors nous voyons la céphalalgie, la rougeur de la peau, son gonflement, sa turgescence disparaître, le pouls reprendre son état normal, mais les douleurs, tout en perdant un peu de leur intensité, adopter une marche intermittente, et continuer cependant avec assez de force pour priver le malade de l'usage de son bras gauche, sur lequel elles se sont définitivement arrêtées; la congestion nerveuse s'est fixée sur cette partie. Elle résiste aux premiers moyens mis en usage pour la combattre; le sulfate de quinine en triomphe.

Tout praticien verra sans doute dans la marche de cette maladie une analogie assez grande avec celle d'une fièvre rémittente : 1° congestion sanguine combattue par les antiphlogistiques ; 2° congestion nerveuse détruite par le sulfate de quinine. Dans ses observations, on voit M. Brachet recourir aussi, pour la congestion sanguine, aux antiphlogistiques, mais pour la nerveuse, aux narcotiques.

Je considère donc le rhumatisme comme une inflammation des fibres musculaires (congestion sanguine), plus, comme une phlegmasie, une irritation du système nerveux (congestion nerveuse); il faut, lorsque les deux cas se présentent, combattre toujours en premier lieu la congestion sanguine.

Dans l'exemple suivant, c'était la congestion sanguine qui jouait le principal rôle; aussi la maladie a-t-elle cédé seulement à l'emploi de la saignée.

SECOND EXEMPLE.

M. Charles, âgé de dix-neuf ans, d'un tempérament sanguin, commis chez un marchand de papier de la rue Porte-Foin, à Paris, me fit appeler, dans le courant du mois d'avril 1829, pour des douleurs qui le retenaient au lit depuis deux jours.

Lorsque je le vis, il ne pouvait faire le plus petit mouvement; il se plaignait beaucoup de la tête; les artères carotides et temporales battaient avec force; la figure était animée, la peau rouge dans toute l'habitude du corps, le pouls dur et fréquent, la langue sèche; il y avait un peu d'anorexie; le malade, en se découvrant, cherchait à satisfaire au désir qu'il éprouvait d'avoir de la fraîcheur. (Saignée de seize onces; tisane de bourrache et de violette; diète.)

Le 11 , surlendemain de la saignée , le malade est mieux : il a reposé dans la nuit , il n'éprouve plus autant cette chaleur ardente qui le dévorait, il peut faire de légers mouvements. (Même tisane; sirop de Nerprun, ʒj dans un verre d'eau de Sedlitz pour le lendemain.)

Le 12, la purgation a produit quatre selles; du reste même état.

Le 13, nouvelle saignée de seize onces.

Le 14, diminution sensible des douleurs : le malade peut lui-même saisir ses aliments. (Même tisane.)

Le 15, encore une saignée d'une livre. Dès ce moment les douleurs disparaissent , et le malade peut, le 20, reprendre ses occupations.

Réflexions.— Cette observation offre à considérer la disparition des douleurs par l'emploi des saignées. Si la douleur, dans une affection rhumatismale , cède aux évacuations sanguines , elle est l'effet seulement de la phlegmasie des fibres musculaires.

Il peut fort bien y avoir en même temps congestion nerveuse ; mais, dans ce cas, ce n'est, pour ainsi dire, qu'un état d'éréthisme , d'irritation du systême nerveux, qui disparaît en même temps que la phlegmasie musculaire , parce qu'il n'y a pas eu véritablement phlegmasie nerveuse (si je puis m'exprimer ainsi), mais seulement une irritation nerveuse passagère, due à la distension, à l'état phlegmasique des fibres musculaires.

Pour imprimer le cachet de la vérité aux explications purement hypothétiques qui accompagnent ces deux observations, il faudrait, le scalpel à la main, pouvoir démontrer et la lésion du système musculaire et celle du système nerveux; mais jusqu'à présent tout n'est encore à cet égard que vague et incertitude. Déja cependant on a trouvé une sécrétion nouvelle dans les aréoles celluleuses du tissu cellulaire interposé entre les fibres musculaires; on y a même découvert de petits foyers purulents. Plus tard peut-être, par de nouvelles recherches, finira-t-on par découvrir quelques indices de la lésion du système nerveux dans ces affections.

QUINZIÈME OBSERVATION.

GLOSSITE, SUITE DE LA RÉPERCUSSION D'UNE DARTRE SQUAMEUSE HUMIDE.

Antoine Noel, de Bourg, domestique à Cossieux (Bresse), est admis à l'hôpital pour une fièvre quarte qui disparaît, après avoir fait place à une dartre squameuse humide.

Cette inflammation s'était déclarée à la lèvre supérieure; elle y avait annoncé sa présence par une rubéfaction assez vive, et l'apparition de petites pustules miliaires qui portaient le malade à se gratter. Alors ces pustules déchirées laissaient écouler une petite sérosité qui, en s'étendant sur les parties saines, les enflammaient. (J'ordonnai matin et soir des frictions sur la dartre avec la pommade de concombre et de calomélas, la tisane de bardane et de patience, le sirop de chicorée.) Au bout de huit jours la dartre n'existait plus, et Antoine Noel quitta l'hôpital.

Une huitaine se passa. Alors exposé au soleil par les travaux de la campagne, le malade se sentit tout-à-coup pris de vertige et d'une violente céphalalgie ; bientôt la langue se tuméfia et arriva à un point tel, qu'elle ne put plus être contenue dans la cavité buccale ; Noel pouvait à peine respirer ; il était dans un état apoplectique; il ne pouvait proférer aucune parole. Ce fut alors qu'on l'amena de nouveau à l'hôpital.

Songeant de suite à la soudaine disparition de la dartre, je reconnus l'existence d'une glossite symptomatique. Je fis donc aussitôt appliquer un grand nombre de sangsues sur le trajet des jugulaires et sous les arcades de la mâchoire ; on promena de la moutarde sur les extrémités inférieures, et à l'aide de ce traitement réitéré plusieurs fois, auquel on ajouta les gargarismes et un emplâtre vésicatoire apposé sur la lèvre supérieure, qui y amena une petite éruption, tout rentra dans l'ordre.

Réflexions. — La glossite a-t-elle été symptômatique de la disparition de la dartre, ou la suite de la préparation mercurielle dont je m'étais servi pour la détruire ?

Je sais très bien que les médicaments antisy-
philitiques, par un usage trop long et à trop
forte dose, amenèrent souvent des gonflements
considérables de la langue : lorsque j'étais attaché
aux hôpitaux de Paris, j'ai souvent pu faire cette
remarque; mais dans l'exemple que je rapporte,
je crois que la glossite est survenue non pas par
l'emploi que fesait le malade de la pommade de
concombre et de calomélas ; selon moi, c'est
une véritable métastase. Si l'action du mercure
y eût été pour quelque chose, le malade aurait
eu en même temps une abondante salivation avec
odeur *sui generis*, gonflement des gencives, des
glandes salivaires; rien de cela n'existait : la
langue, au contraire, était sèche, noirâtre, avec
des crevasses dans son milieu.

La nature, sans doute, avait employé ce moyen
d'épuration pour faire disparaître la fièvre quarte,
qui récidivait depuis long-temps ; peut-être n'au-
rait-il pas fallu la faire disparaître si promptement.

Il existe différentes espèces de dartres, comme
la squameuse humide, la coupe-rose, etc., qui
sont pour les personnes qui les portent de véritables gages de santé : souvent en cherchant à
les faire disparaître on s'expose à en voir naître
de fâcheux résultats.

SEIZIÈME OBSERVATION.

DIATHÈSE CANCÉREUSE.

Le nommé Margouin, de Montluel, depuis plusieurs années ayant une assez mauvaise santé, entra à l'hôpital dans le courant de 1830.

Agé de cinquante ans, d'une petite stature, d'un tempérament bilioso-nerveux, cet homme depuis long-temps ressentait des douleurs sourdes dans toute l'étendue du bassin; elles étaient plus fortes à la partie postérieure (vers le sacrum) et dans les fosses iliaques. Dans leur début, prises pour des douleurs de rhumatisme par le médecin que le malade avait consulté, elles furent par lui traitées pour telles. Aucun soulagement ne s'en suivit; dix mois se passèrent, et la santé du malheureux Margouin dépérissait. Lorsqu'il entra à l'hôpital de Montluel, il était dans un état de dépérissement tel, qu'il ne pouvait plus marcher qu'avec la plus grande difficulté avec ses béquilles, qu'il portait déja depuis long-temps. Il n'avait cependant pas de fièvre, la peau était sèche, terreuse, d'un jaune paille, les yeux caves et souffrants. Margouin, en me montrant son corps décharné, me témoignait des regrets sur la perte de ses mollets et de ses bras musculeux. L'estomac n'était point douloureux; le ventre était rapproché sur la colonne vertébrale; les digestions cependant se fesaient, l'appétit était encore bon, mais le malade accusait une grande sécheresse de la bouche; rien ne pouvait la calmer. Il avait habituellement la diarrhée, mais ce n'était qu'avec peine qu'il pouvait aller à la selle: il éprouvait au fondement de l'ardeur, de la chaleur; souvent il rendait des gaz par le haut et le bas; il était accablé, sans courage. (Je portai pour prognostic *cancer du rectum.*) Il resta dans cet état pendant deux mois à l'hôpital; tous les moyens qui furent mis en usage pour le soulager n'atteignirent pas ce but. Le besoin de lit et la certitude que j'avais que son état était sans ressources, me décidèrent à l'inviter à quitter l'hôpital, vu qu'on ne pouvait pas ici lui donner les soins qu'il recevrait à celui de Lyon; il me crut et s'y rendit. Il en revint au bout de trois mois, plus misérable qu'auparavant, et rentra dans nos salles, où il périt au bout d'un mois.

Quelques jours avant sa mort, la fièvre s'empara du malade; elle eut lieu à la suite de la disparition d'un grand nombre de gros furoncles qui s'étaient développés sur l'abdomen. Lorsqu'ils furent secs, la fièvre s'alluma, et le malade marcha rapidement au tombeau.

Autopsie. — Le corps est réduit à l'état de marasme.

Cavité abdominale. — Le foie est volumineux, d'une couleur grisâtre; sa face, convexe, est parsemée d'une infinité de tumeurs d'un tissu

reuses, que la fièvre s'allume; lorsqu'enfin par-
venues à la dernière période, lorsqu'elles s'ulcè-
rent, alors toutes les fonctions de l'organisation s'en
ressentent, celles, principalement, de la nutrition :
l'économie entière est lésée ; les deux grands
principes de la vie, le système nerveux et le
système artériel, sont viciés; de là cette lente ex-
tinction de la vie, contre laquelle la médecine
malheureusement ne sera toujours que trop impuissante.

✳

CONSIDÉRATIONS

SUR

LE CHOLÉRA.

—◦◦◦—

Le choléra-morbus, cette maladie dont la cause première, jusqu'à ce jour, est encore enfouie dans le chaos, me semble devoir être rangée dans la classe des affections morbides connues sous le nom de fièvres. Ce doit être une fièvre intermittente pernicieuse composée de la réunion de celles dites cardialgique, algide, et cholérique.

Un seul exemple de choléra que j'eus l'an passé, fin de mars (1831), dans mon hôpital, m'avait déja fait considérer, à cette époque, le choléra-morbus comme une fièvre; aujourd'hui que cette terrible maladie exerce ses ravages dans le nord de notre pays, plusieurs médecins distingués de la capitale l'ont envisagée sous le même point de vue que moi: des succès ont couronné leur manière de voir; jusqu'à ce que l'évidence ait parlé, toutes les hypothèses peuvent donc être admises. Cherchons alors à développer les motifs qui m'ont fait admettre la mienne; je les tirerai et des rapports qui nous sont parvenus jusqu'à ce jour sur la maladie , et de ce que j'ai pu observer moi-même dans l'exemple dont j'ai parlé plus haut , et que je vais citer en premier lieu.

Sur la fin de mars 1831 , un jeune Corse âgé de vingt ans , Jean - Dominique Cabuccia , d'Ajaccio , nouvellement débarqué avec cinq de ses compatriotes , destinés tous au dix-huitième ou vingt-septième régiment de ligne, qu'ils allaient rejoindre aux environs de Strasbourg , arrivent de Lyon, et viennent tous se présenter à l'hôpital de Montluel. Cabuccia seul fut admis. Lui seul parlait un peu français ; il me dit n'éprouver depuis quelques jours qu'un peu de malaise et de légers frissons dans le dos et les extrémités des doigts. Il était faible , harassé de fatigue , le pouls petit ; la langue, humectée, sans rougeur aucune, n'offrait qu'une teinte jaunâtre; sa peau, olivâtre comme celle de ses autres compagnons , présentait cependant une différence de caractère qui me frappa ; pouvait-elle m'annoncer l'explosion du choléra qui allait se faire (comme M. Magendie prétend que sur le faciès, on peut dire à une personne qu'elle sera atteinte par l'épidémie) ? la chose est possible : ce signe-là seulement ne pouvait pas me suffire , moi qui n'avais jamais vu de cholérique , et qui ne songeais point encore au choléra : il n'exerçait alors ses ravages que dans le nord de l'Allemagne. Quoi qu'il en soit, peu de temps après son entrée à l'hôpital, le jeune Corse fut atteint. Voici les symptômes qu'il présenta deux heures après l'invasion de l'accès ; car ses débuts, pris par la sœur de la salle pour ceux d'un violent accès de fièvre intermittente, l'empêchèrent de me faire appeler. Ce ne fut que lorsque les crampes, la diarrhée et les vomissements apparurent, qu'on vint me chercher.

Cabuccia était couché sur le dos (position qu'il conserva jusqu'au dernier moment) ; refroidissement des pieds et des mains, les doigts sont un peu fléchis et la peau s'en trouve un peu ridée. Comme quelquefois je touche le nez à mes fiévreux, pour savoir si par son refroidissement l'accès paraîtra bientôt (car dans un accès de fièvre intermittente le froid s'annonce très souvent par le refroidissement du nez), je vis que chez le jeune Corse, il était, ainsi que les joues, d'un froid glacial ; la langue toujours humide. Je fus très étonné de ne point sentir le pouls, malgré toute mon attention ; le cœur battait lentement ; le malade ne paraissait nullement s'inquiéter ; son visage avait quelque chose de particulier, le regard effrayant ; lorsqu'on lui touchait les jambes, les cuisses, les bras, il disait souffrir beaucoup ; les crampes chez lui furent très fortes ; il les conserva jusqu'au dernier moment, ainsi que toutes les facultés intellectuelles ; la région épigastrique et le ventre n'étaient point douloureux au toucher. Les vomissements furent en premier lieu bilieux ; c'était une matière noire comme de l'huile qu'il lançait par gorgées à deux ou trois pieds de son lit ; plus tard, ils perdirent cette teinte, et devinrent grisâtres. Le dévoîment fut presque continuel dès le début. Malgré les frictions, qui furent faites dans le double but et de rappeler la chaleur et de faire cesser les crampes, les synapismes, les potions calmantes, rien ne put entraver l'accès : le malade mourut en six heures.

C'était bien là, j'espère, toute la série des symptômes de l'épidémie qui ravage en ce moment notre pays. On ne peut nier l'existence du choléra et du choléra asiatique ; d'où provenait-il ? Ce jeune Corse, en quittant sa patrie, venait-il de quelque pays infecté ?... c'est ce que je ne puis pas dire. Mais il a existé, et (ce qu'il faut remarquer) dans un moment où il n'était encore qu'à Varsovie, aucun cas n'était apparu en France.

Nous eûmes aussi à la même époque et dans le même mois plusieurs cholérines ; l'une surtout eut des caractères si rapprochés du choléra, qu'on aurait pu la considérer pour tel. C'était un homme de trente ans, le sieur Gervais, qui, après quelques jours de malaise, de dégoût, de diarrhée, fut tout-à-coup pris dans la nuit de déjections plus abondantes de vomissements, avec froid des extrémités, sueur froide générale, et crampes. Sa femme croyant à une indigestion lui fit boire abondamment du thé, et chercha à le réchauffer. Le matin je fus appelé. Le pouls était à peine sensible, les extrémités encore froides; cependant le sieur Gervais me dit qu'il était mieux. Il avait le visage singulièrement abattu, ce qui me fit croire à un accès de fièvre pernicieuse; comme je craignais alors le retour d'un autre, la période de réaction étant survenue, je fis donner de suite au malade dix grains de sulfate de quinine et un lavement de quina camphré. Le fébrifuge fut continué à moindre dose pendant deux jours, et le malade fut parfaitement remis. Toutes celles que j'eus à traiter cédèrent dans les débuts, selon les constitutions, aux applications de sangsues à l'anus ou dans les fosses iliaques, aux lavements de son amidonés et laudanisés, et ensuite aux lavements quinacés.

Si donc les symptômes de la cholérine sont ceux du choléra, mais avec une intensité infiniment moindre; si c'est, comme quelques auteurs l'ont pensé, l'avant-coureur du choléra, et, selon d'autres, le choléra lui-même, mais sur ses fins, le sulfate de quinine me paraît utile dans le premier cas pour prévenir l'explosion du choléra, et dans le second, pour le détruire, mais toujours, dans les deux cas ci-dessus, lorsque les médications appropriées aux symptômes des organes lésés auront été mises en usage. Étudions cette manière de voir.

J'ai dit que le sulfate de quinine (les prin-

cipaux phénomènes de la cholérine détruits)
pouvait être utile pour prévenir l'explosion du
choléra, et je pense qu'on doit agir de même,
lorsque, sur la fin de l'épidémie, le choléra ne se
montre plus qu'avec des symptômes benins, ou
ceux de la cholérine.

Qu'est-ce en effet que le choléra?... Je ne tran-
cherai point la question, je dirai seulement que,
selon moi, c'est une fièvre intermittente, que
j'appelle pernicieuse asiatique au plus haut degré,
qui foudroie au premier accès, puisque cette
terrible maladie commence par la mort, que le
malheureux qui en est atteint est aussitôt cada-
vérisé.

Dans un accès de fièvre que trouve-t-on?... la
période de froid, celle de chaleur, et celle de
sueur qui le termine. Dans le choléra, un point
sur lequel on est tout d'accord aujourd'hui, c'est
la division de la maladie en deux périodes principales, l'algide et celle de réaction.

Dans un accès de fièvre la période de froid
s'annonce par les mêmes phénomènes que ceux
du choléra bleu; mais ici, la cause qui lui a
donné lieu, a agi d'une manière si forte sur les
organes qu'elle a attaqués, qu'elle détruit subi-
tement leur mode habituel de vitalité; c'est ce
que nous voyons dans quelques fièvres dites per-
nicieuses. Dans la cardialgique nous trouvons une
douleur vive à l'épigastre; c'est une morsure,
un déchirement insupportable; la face est pâle,

les traits profondément altérés, une grande prostration, un pouls à peine sensible.

Dans l'algide, le frisson, le froid sont excessifs; la chaleur ne succède que très lentement, elle est alors peu considérable; la soif est inextinguible.

Dans la cholérique, on trouve pour symptômes des vomissements avec évacuations excessivement abondantes, le hoquet, l'altération de la voix qui devient rauque, la petitesse du pouls, la lividité, et le froid des extrémités.

En réunissant alors les caractères de ces différentes fièvres, on a le choléra dans sa période algide; mais, comme je l'ai déja dit plus haut, la cause qui a agi plus fortement, a altéré plus profondément les organes; ce qui développe cet appareil effrayant de symptômes qui nous apparaissent avec la plus grande intensité. Lorsque l'accès paraît, les forces vitales sont aussitôt anéanties, il tue, il foudroie, suivant la prédisposition plus ou moins grande de l'individu, comme une fièvre intermittente pernicieuse fait succomber au deuxième ou troisième accès. Le choléra tue au premier; sa violence est si grande qu'il ne peut parcourir toutes ses périodes, les organes ont perdu leur influence nerveuse, leur principe vital est foudroyé; ce qui leur empêche pour long-temps de reprendre leurs fonctions, et par suite, comme dans une fièvre intermittente, ne laisse pas à l'apyrexie le temps de paraître.

Dans une intermittente bénigne, l'intermittence toujours est bien prononcée ; qu'elle devienne pernicieuse, vous la voyez déja disparaître, échapper souvent à l'attention du médecin le plus érudit, et les malades, trop souvent périr au deuxième ou troisième accès.

Dans cette dernière, ce principe, la cause de cette fièvre pernicieuse qui agit déja plus fortement sur les organes, et leur imprime une désorganisation bien plus grande, abrége déja l'intermittence et devient par cela plus meurtrière. Dans le choléra, il en est de même : la cause qui le développe, irritant beaucoup plus fortement les organes qu'elle attaque, les désorganisant bien plus encore, empêche entièrement à l'intermittence de paraître ; il semble que toutes les forces se soient concentrées pour agir en une seule fois.

Le choléra, cette fièvre intermittente pernicieuse asiatique, semble donc par son intensité n'avoir qu'un seul accès ; si chez elle, presque toujours, il n'y a pas retour de l'attaque, on vient d'en voir le motif ; d'ailleurs quelques rechutes, quelques récidives de la période de froid, ont été observées à Paris : l'intermittence, d'après ce, rigoureusement peut donc être admise. N'a-t-on pas ensuite remarqué chez quelques cholériques la période de réaction se terminer par des sueurs abondantes ? Tout prouverait donc que dans le petit nombre des cas où le choléra peut suivre sa marche, on y retrouve, comme dans celle d'une fièvre intermittente, les trois périodes de froid, de chaleur, et de sueur. C'est donc une fièvre, mais une pernicieuse au plus haut degré, qui, le plus souvent, à cause de son intensité, ne peut avoir qu'un seul accès.

La cause de cette maladie est inconnue, et le sera probablement long-temps; la plupart des observateurs (et c'est l'opinion la plus rationelle) pensent qu'elle réside dans l'atmosphère. Quelle qu'en soit la source, je crois que, par son influence sur certains organes, elle peut à la longue les rendre aptes à contracter l'affection morbide, en changeant leur mode habituel de vitalité; et cela surtout d'après la prédisposition des individus, car j'admets une constitution médicale, et la constitution atmosphérique.

Dans un pays fiévreux comme le nôtre (par exemple), on ne peut nier l'existence d'une constitution fiévreuse, c'est-à-dire d'une prédisposition chez certains individus à contracter les fièvres des pays marécageux. Toutes les années les mêmes personnes n'en sont-elles pas atteintes? La constitution atmosphérique y est également bien évidente : un étranger ne bravera pas impunément dans les mois d'août, septembre et octobre le climat de nos pays, sans lui payer le tribut par plusieurs accès de fièvre intermittente.

Suivant donc la constitution médicale de l'individu, je regarde qu'il sera plus ou moins apte à contracter le choléra, et, suivant la constitution atmosphérique, qu'il y aura un plus ou moins grand nombre de personnes atteintes.

Dans notre pays, il y a des années où, dans presque toutes les maisons, plusieurs personnes sont prises par les fièvres intermittentes; dans d'autres saisons, il n'y en a pas. Cela vient de ce que la constitution atmosphérique est plus ou moins chargée de ces miasmes, de ce principe, cause, à dire vrai, encore inconnue des fièvres intermittentes. Il doit en être de même pour le choléra : suivant la disposition des localités à recevoir sa cause, il agira avec plus ou moins d'intensité, et sur un plus ou moins grand nombre d'individus, suivant qu'il y en aura plus ou moins sous l'influence de la constitution médicale.

Comme à la suite d'une fièvre intermittente on voit survenir d'autres maladies, de même le choléra donne suite à quelques-unes. Lorsque la période de froid a fait place à celle de réaction, ne voit-on pas des symptômes annonçant une lésion dans l'exercice des principales fonctions de la vie? Suivant les tempéraments, on voit en effet apparaître les états ataxiques, typhoïdes, ou adynamiques; chez un malade ce sera le cerveau qui sera affecté, chez un autre, ce seront les organes de la respiration ou la muqueuse intestinale. On voit naître, en un mot, de véritables maladies que le médecin doit alors regarder et traiter comme telles.

Mais puisque le choléra est une fièvre intermittente pernicieuse, quel instant choisir pour
administrer le fébrifuge? C'est, je l'avoue, le
problème le plus difficile à résoudre.

Lorsque le choléra est déclaré, le fébrifuge,
je crois, ne peut plus rien, surtout dans la période de froid; il vaut beaucoup mieux attendre
celle de réaction, et si les organes de l'abdomen
ne sont point malades, administrer de suite le
sulfate de quinine à haute dose; dans le cas contraire, s'en abstenir, et combattre les affections
en ne les considérant que comme des lésions organiques essentielles. Alors dans la convalescence, on pourra recourir au fébrifuge, mais à
petite dose, quitte à en prolonger l'usage. Mais
c'est surtout avant l'accès que le sulfate de quinine devrait être administré, lorsque les signes
précurseurs du choléra se montrent (car il en
existe).

Pris tous les jours à petite dose durant le
règne de l'épidémie, le fébrifuge peut être
alors un puissant préservatif.

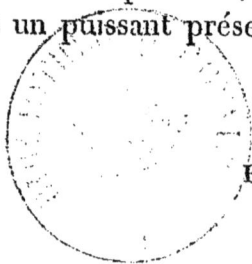

FIN.

TABLE DES MATIÈRES.

✳